受験生の皆さんへ

　過去の問題に取り組む目的は、(1)出題傾向(2)出題方式(3)難易度(4)合格点を知り、これからの受験勉強に役立てることにあります。出題傾向などがつかめれば目的は達成したことになりますが、それを一歩深く進めるのが、受験対策の極意です。

　せっかく志望校の出題と取り組むのですから、本番に即した受験対策の場に活用すべきです。では、どうするのか。

　第一は、実際の入試と同じ制限時間を設定して問題に取り組むこと。試験時間が六十分なら六十分以内で挑戦し、時間配分を感覚的に身に付ける訓練です。

　二番目は、きっちりとした正答チェック。正解出来なかった問題は、正解できるまで、徹底的に攻略する心構えが必要です。間違えた場合は、単なるケアレスミスなのか、知識不足が原因のミスなのか、考え方が根本的に間違えていたためのミスなのか、きちんと確認して、必ず正解が書けるようにしておく。

　正答が手元にある過去問題にチャレンジしながら、正解できなかった問題をほったらかしにする受験生もいます。そのような受験生に限って、他の問題集をやっても、間違いを放置したまま、次の問題、次の問題と単に消化することだけに走っているのではないかと思います。過去問題であれ問題集であれ、間違えた問題は、正解できるまで必ず何度も何度も繰り返しチャレンジする。これが必勝の受験勉強法なことをお忘れなく。

入試問題検討委員会

【本書の内容】

1. 本書は、薬学部の令和 3 年度〜5 年度の学校推薦型選抜と平成 30 年度〜令和 2 年度の公募制推薦入学選考の計 6 年分の試験問題と解答を収録しています。

2. 英語・数学・化学の解答を収録しています。尚、大学当局より非公表の問題は掲載していません。

3. 現在受験生を指導している、すぐれた現場の先生方による解答解説を掲載しています。

4. 本書は問題の微細な誤りをなくすため、実物の入試問題を大学より提供を受け、そのまま画像化して印刷しています。
   <u>平成 31 年度以降の試験問題には、実際の試験時間を入れています。</u>

　尚、本書発行にご協力いただきました先生方に、この場を借り、感謝申し上げる次第です。

目　　次

　　　　　年度　　　　　　大学　　　　　学部　　　　科目＿＿＿＿＿

月　　日実施

【問題No.　】	目標	実際	〈評価と気付き〉
時間	分	分	
得点率	％	％	

【問題No.　】	目標	実際	〈評価と気付き〉
時間	分	分	
得点率	％	％	

【問題No.　】	目標	実際	〈評価と気付き〉
時間	分	分	
得点率	％	％	

【問題No.　】	目標	実際	〈評価と気付き〉
時間	分	分	
得点率	％	％	

【問題No.　】	目標	実際	〈評価と気付き〉
時間	分	分	
得点率	％	％	

【問題No.　】	目標	実際	〈評価と気付き〉
時間	分	分	
得点率	％	％	

【問題No.　】	目標	実際	〈評価と気付き〉
時間	分	分	
得点率	％	％	

【問題No.　】	目標	実際	〈評価と気付き〉
時間	分	分	
得点率	％	％	

【問題No.　】	目標	実際	〈評価と気付き〉
時間	分	分	
得点率	％	％	

【Total】	目標	実際	《総合評価》　（解答の手順・時間配分、ケアレスミスの有無、得点の獲得状況等）
時間	分	分	
得点率	％	％	

【得点アップのための対策】　　　　　　　　　　　　　　　　　　　　実行完了日

・　　　　　　　　　　　　　　　　　　　　　　　　　　　　　　　　　　　　／

・　　　　　　　　　　　　　　　　　　　　　　　　　　　　　　　　　　　　／

・　　　　　　　　　　　　　　　　　　　　　　　　　　　　　　　　　　　　／

・　　　　　　　　　　　　　　　　　　　　　　　　　　　　　　　　　　　　／

《チェックシート》　※解答後の分析にご活用ください

令和5年度

問 題 と 解 答

英 語

問題

（40分）

5年度

Ⅰ．次の各英文の（　　　）に入る語句として最も適切なものを，それぞれ1から4の中から1つ選び，その番号をマークしなさい。　【 解答番号 　1　～　8　】

1. It is pleasing for most people to be (　　　) by others for their accomplishments.
    1. claimed
    2. deceived
    3. neglected
    4. recognized
    [1]

2. Much of health professionals' work is related to patient (　　　).
    1. safe
    2. safely
    3. safes
    4. safety
    [2]

3. Perrine is such a great simultaneous interpreter that she (　　　) a good salary.
    1. commands
    2. hinders
    3. motivates
    4. supports
    [3]

4. Where the soil is (　　　), it results in high yield of crops and better quality of plants.
    1. contaminated
    2. influential
    3. nutrient-rich
    4. over-populated
    [4]

5. In return for the various taxes we pay, we all expect certain (　　　) from our government.
    1. benefits
    2. complaints
    3. debts
    4. risks
    [5]

6. The police were trying to maintain (　　　) on the streets outside the stadium.
    1. order
    2. reputation
    3. traditions
    4. transactions
    [6]

7. There are numerous dental clinics which (　　　) in esthetic treatment.
    1. cure
    2. give
    3. operate
    4. specialize
    [7]

8. This is the point (　　　) some of the committee members could not agree.
    1. that
    2. what
    3. where
    4. which
    [8]

Ⅱ. 次の各英文の下線部の文脈における意味として最も近いものを，それぞれ1から4の中から1つ選び，その番号をマークしなさい。 【 解答番号 9 ～ 11 】

1. A subtle change began to overtake the girl <u>by degrees</u> and transformed her into another person.
   1. annually
   2. gradually
   3. remarkably
   4. suddenly

   9

2. Ruth had an unpleasant <u>encounter</u> with her neighbor at the garbage collection site.
   1. calculation
   2. meeting
   3. odor
   4. reception

   10

3. I have been <u>in correspondence with</u> Charles for the past two decades.
   1. communicating in writing with
   2. in a tense atmosphere with
   3. keeping an eye on
   4. of equal status to

   11

Ⅲ. 次の各英文で間違っている箇所を，それぞれ1から4の中から1つ選び，その番号をマークしなさい。 【 解答番号 12 ～ 14 】

1. These <u>chemicals</u> are safe, but when <u>mixing</u> with water they may <u>have</u> a harmful
       1   2   3
   effect <u>on</u> you.
           4

   12

2. The drugstore <u>is almost</u> out of <u>toilet paper</u>, so there are <u>lesser piles</u> on the shelves
                  1   2   3
   <u>than yesterday</u>.
    4

   13

3. Because the price was <u>ridiculous</u> high, <u>no one</u> thought about <u>purchasing</u>
                          1   2   3
   <u>that product</u>.
    4

   14

IV. 次のAとBの会話が一番自然な流れとなるように, (　　　) の中に入る応答として最も適切なものを, それぞれ1から4の中から1つ選び, その番号をマークしなさい。

【 解答番号 　15　 ～ 　17　 】

1.　A: Could you tell us about your greatest achievement in your current company?

　　B: I succeeded in increasing customer engagement by 150% compared to the previous year. Thanks to that achievement, I got promoted.

　　A: (　　　)

　　　1.　Oh, that's why you didn't accept the job.

　　　2.　Why don't you make an engagement with the customer?

　　　3.　That's not really good for me, so I came here.

　　　4.　Why do you want to get a position in our company, then?

　　　　　　　　　　　　　　　　　　　　　　　　　　　15

2.　A: Are you all right?

　　B: What... what happened?

　　A: You lost consciousness, and somebody called the ambulance. Can you answer a few questions for me?

　　B: Okay... I'll try.

　　A: (　　　)

　　　1.　Are these medicines available?

　　　2.　Have you ever blacked out before?

　　　3.　How low is too low for blood pressure?

　　　4.　Would you give me your thoughts?

　　　　　　　　　　　　　　　　　　　　　　　　　　　16

3.　A: Hamburgers and steaks on the menu? Isn't this a vegetarian restaurant?

　　B: Yes, we serve nothing but vegetarian food. All meat dishes are made with meat substitutes.

　　A: I see. How do they taste?

　　B: (　　　)

　　　1.　You shouldn't have tried to get any substitutes.

　　　2.　Fresh vegetables are good for your health.

　　　3.　They haven't ordered anything, so we can't tell.

　　　4.　I'm sure you will like any dishes you choose.

　　　　　　　　　　　　　　　　　　　　　　　　　　　17

V. 次の各英文の空欄に入る語として最も適切なものを，それぞれ1から4の中から1つ選び，その番号をマークしなさい。 【 解答番号 18 ～ 24 】

(A)   Monkeypox* is a disease caused by the monkeypox virus, and several thousand cases had been (ア) across over forty countries by the beginning of summer of 2022. Although it was first identified in laboratory monkeys, wild animals like squirrels and rats are the species that are (イ) to the virus, not monkeys. The virus can be (ウ) from animals to humans when the latter are bitten or scratched by an infected animal. Monkeypox patients often experience symptoms including fever, chills, body aches, fatigue, and terrible skin rashes*. It is not considered a highly infectious disease like COVID-19, but it is (エ) to avoid having close contact with an infected person.

monkeypox* サル痘   rash* 発疹

ア	1. anticipated	2. detected	3. relieved	4. unified	18
イ	1. available	2. indispensable	3. reasonable	4. vulnerable	19
ウ	1. transformed	2. translated	3. transported	4. transmitted	20
エ	1. sensational	2. sensible	3. sensory	4. sensitive	21

(B)   There are a large number of children and young adults who provide care for a sick or disabled parent. Also, some children have a parent who has a very serious, (オ) life-threatening illness. The death of a parent becomes an extremely stressful life (カ) for children if they are left behind. Sometimes, when children see their mother or father lying on a hospital bed, looking very pale and weak, and connected to a life support-system and monitors, they are so distressed that they run away from the hospital. Or sometimes, children sit quietly outside the intensive care unit and (キ) to talk. Other children may behave like everything is just normal. Just like parents with sick and dying children need mental support, children with very sick parents also need help.

オ	1. necessarily	2. possibly	3. slightly	4. unlikely	22
カ	1. event	2. highlight	3. insurance	4. sentence	23
キ	1. criticize	2. encourage	3. refuse	4. tend	24

VI. 次の英文を読み，3つの設問に対して最も適切な答えをそれぞれ1から4の中から1つ選び，その番号をマークしなさい。　　　【 解答番号　25 ～ 27 】

Millions of people around the world depend on traditional medicine as one option of treatment for many illnesses. The term 'traditional medicine' refers to all the knowledge, skills and practices that native customs and different cultures have used over the years. Traditional medicine intends to support good health, prevent a disease or identify its causes, and treat physical and mental illnesses. It includes old practices, such as treatments using herbs, traditional Chinese medicine like acupuncture*, and Ayurvedic medicine. Ayurvedic medicine is one of the traditional Indian medical treatments that use certain types of food, yoga, massage, and medical oils, in order to promote health. Nearly half of all human medicines now in use are originally derived from natural sources. This shows how important it is to preserve biological diversity and sustainability.

Traditional medicine is playing a more and more important role in the world of modern science, and methods to study traditional medicine are quickly developing. For example, AI* is used today to map data and trends in traditional medicine and to study natural products. Also, fMRI* is used to study brain activity and the 'relaxation response'. The relaxation response is part of some traditional medicine therapies, such as calm thinking and yoga, which are more widely used for mental health and well-being in times of stress. Mobile phone apps*, online courses, and other technologies have also made traditional medicine popular again.

However, today, many countries' national health systems do not yet fully bring together the millions of traditional medicine workers, courses of study, healthcare facilities and healthcare expenses. To help solve this problem, as well as develop and build the evidence base for the safety and effectiveness of traditional medicine, the World Health Organization* (WHO) established its Global Centre for Traditional Medicine in India on April 19, 2022. Although its facility is located in India, it is meant to be used by all countries of the world, and to be helpful to them.

acupuncture* 鍼療法　　　AI* (artificial intelligence) 人工知能

fMRI* (functional magnetic resonance imaging) 機能的磁気共鳴画像法

app* (application) アプリ　　　World Health Organization* 世界保健機関

1. What is the main idea of the passage?

    1. A majority of medicines used in the world today originate from naturally occurring materials.

    2. More people are in urgent need of scientifically-proven traditional medicine to protect the environment.

    3. The world is seeing a trend in the acceptance of and public interest in traditional medicine.

    4. WHO is trying to select traditional medicine products for treatment and prevention of infectious diseases.

    | 25 |

2. In line three in the third paragraph, the phrase 'this problem' means:

    1. The contribution of traditional medicine to national health systems is not realized in many countries.

    2. We need to use sustainable medicine that is good for both the environment and people.

    3. A shortage of traditional medicine workers threatens effective healthcare coverage.

    4. Students have difficulty paying for training to become traditional medicine workers.

    | 26 |

3. Which of the following is NOT implied in the passage?

    1. Medicinal plants are of great importance not only to the health of individuals and communities, but also to the development of modern science.

    2. The application of advanced technology to traditional medicine is enabling the use of traditional medicine to become more common.

    3. Traditional medical practitioners understand the social and cultural background of local people well.

    4. The personnel represented by practitioners of traditional medicine is a potentially important resource for the delivery of healthcare.

    | 27 |

Ⅶ. 次の英文を読み，3つの設問に対して最も適切な答えをそれぞれ1から4の中から
1つ選び，その番号をマークしなさい。　　　　【 解答番号 | 28 | ～ | 30 | 】

　　　Heatstroke is a condition that may occur when the body temperature rises above 40 degrees Celsius. Being in hot, humid conditions for a long time increases the risk of having heatstroke because the body becomes unable to <u>control</u> its temperature. When the condition is severe, a medical emergency that requires immediate care is necessary. Heatstroke can occur not only when a person is exposed to the sun over an extended period, but also when one is sitting in high temperatures for a long time, such as in a room without any air conditioning. Common symptoms of heatstroke include a headache, confusion, dizziness, vomiting*, loss of consciousness, and an abnormal lack of sweat or excessive sweating. If left untreated, heatstroke can lead to organ failure or even death.

Since the COVID-19 pandemic, wearing face masks has become one of the common lifestyle choices. It is suggested, however, face masks may actually inhibit the body's ability to control heat in hot and humid conditions, which will increase the risk of having heatstroke. Therefore, the governments of many countries have encouraged people to take off their face masks during intense work or hard exercise in such conditions. The increased airflow resistance of the respiratory* system is considered one possible underlying mechanism for the risk of developing heatstroke when wearing face masks. When the airflow resistance is increased, the load applied to respiratory muscles becomes larger. Although there are several suggestions about the possible mechanisms for an increase in the risk of heatstroke, these have not been clarified.

Nowadays wearing face masks outdoors is no longer necessary if an appropriate social distance can be maintained. However, wearing face masks should （　　　） be considered for people who cannot get vaccinations against COVID-19 for various reasons. As for small children, they are advised to take off their face masks especially in summer while walking to school and during sporting activities to avoid heatstroke. Children under two years old are also recommended not to wear face masks even in a room with many other people because such small children cannot remove their masks themselves easily even if they feel uncomfortable breathing.

vomiting* 嘔吐　　　respiratory* 呼吸器の

1. Which of the following can be replaced with the underlined word in the first paragraph?

  1. assemble
  2. justify
  3. persist
  4. regulate

  | 28 |

2. Which of the following words would be the most appropriate to put into the blank in the third paragraph?

  1. hardly
  2. later
  3. still
  4. then

  | 29 |

3. According to the passage, which of the following is true?

  1. Heatstroke occurs only when a person stays outside for a long time, sweats too much, and does not take enough rest.
  2. Staying inside and drinking various kinds of cold drinks prevents a person from developing heatstroke.
  3. Intense work and vigorous exercise with face masks on under hot and humid conditions may increase the risk of having heatstroke.
  4. Wearing face masks is not required anymore for small children because many of them are vaccinated against COVID-19.

  | 30 |

数 学

問題

（40分）

5年度

第一問 △ABC において，AB = 5，BC = 7，CA = $4\sqrt{2}$ とし，点 A から辺 BC に下ろ

した垂線を AH として，次の問に答えよ。

(1) 垂線 AH の長さは $\boxed{{}^{1)}}$ である。

(2) 辺 AB 上に点 P を，辺 AC 上に点 Q を，PQ // BC となるようにとる。

PQ = x （$0 < x < 7$）とすると，△HPQ の面積 $S(x)$ は

$$S(x) = -\frac{\boxed{{}^{2)}}}{\boxed{{}^{3)}}}\,x^2 + \boxed{{}^{4)}}\,x$$

と表すことができる。この $S(x)$ は $x = \dfrac{\boxed{{}^{5)}}}{\boxed{{}^{6)}}}$ のときに最大値 $\dfrac{\boxed{{}^{7)}}}{\boxed{{}^{8)}}}$ を

とる。

第二問 次の問に答えよ。

(1) 箱 A の中には 1 から 5 までの異なる自然数が 1 つずつ書かれた球が 5 個入っている。また，箱 B には 6 から 11 までの異なる自然数が 1 つずつ書かれた球が 6 個入っている。箱 A，B から 1 個ずつ球を取り出し，箱 A から取り出した球に書かれていた自然数を a，箱 B から取り出した球に書かれていた自然数を b，$3a+2b=c$ とするとき，a が素数になる確率は $\dfrac{\boxed{9)}}{\boxed{10)}}$ であり，c が素数になる確率は $\dfrac{\boxed{11)}}{\boxed{12)}\ \boxed{13)}}$ である。

(2) n を整数として，$\sqrt{n^2-10n+2}$ が整数となるときの n の最大値は $\boxed{14)}\ \boxed{15)}$ であり，最小値は $-\boxed{16)}$ である。

第三問　次の問に答えよ。

(1) $a^x + a^{-x} = 4$ $(a > 0, a \neq 1)$ のとき, $a^{\frac{3}{2}x} + a^{-\frac{3}{2}x} = \boxed{17)} \sqrt{\boxed{18)}}$ である。

(2) $\displaystyle\int_b^x f(t)dt = 6x^2 + 7x - 3$ のとき, $f(x) = \boxed{19)}\boxed{20)}\,x + \boxed{21)}$ であり,

$b = -\dfrac{\boxed{22)}}{\boxed{23)}}$, $\dfrac{\boxed{24)}}{\boxed{25)}}$ である。

第四問 次の問に答えよ。

(1) 平面上において △ABC と点 P が $2\overrightarrow{PA} + 3\overrightarrow{PB} + 4\overrightarrow{PC} = \overrightarrow{0}$ を満たしているとき，

2 点 A, P を通る直線が辺 BC と交わる点を D とすると，

$$\frac{\text{BD}}{\text{CD}} = \frac{\boxed{26)}}{\boxed{27)}} \,, \quad \frac{\text{AP}}{\text{PD}} = \frac{\boxed{28)}}{\boxed{29)}}$$

である。

(2) 2 つの等差数列 $\{a_n\} : 2,\ 5,\ 8,\ \cdots\cdots,\ 290$ と $\{b_n\} : 4,\ 9,\ 14,\ \cdots\cdots,\ 344$ の共通

項を順に並べた数列を $\{c_n\}$ とするとき，$\{c_n\}$ の初項は $\boxed{30)}\ \boxed{31)}$ であり，末項は

$\boxed{32)}\ \boxed{33)}\ \boxed{34)}$ である。

化　学

問　題

（40分）

5年度

第 一 問　次の問1～3に答えよ。ただし，原子量は，H＝1.0，O＝16，Na＝23，S＝32，Fe＝56 とする。

[解答番号　1 ～ 3]

問1　次の記述のうち，最も適切なものを選べ。

[解答番号　1]

1. 水素結合は，共有結合より強い結合である。
2. 一般に，一定質量の水の体積は，固体，液体，気体の順に大きくなる。
3. 氷が融けて水になる変化は，物理変化である。
4. 純物質の凝固点は，融点より高い。
5. 一般に，性質や構造の似た分子では，分子間力が大きいほど沸点が低い。

問2　次の5つの化合物のうち，同じ質量中に含まれる硫黄の物質量が最も多いものを選べ。

[解答番号　2]

1. H_2SO_4　　　2. $FeSO_4$　　　3. Fe_2S_3
4. $Na_2S_2O_3$　　　5. SO_2

問3　200 g の硝酸カリウムが溶けている 80℃の水溶液が 400 g ある。この水溶液の温度を上げて一部の水を蒸発させてから，40℃まで温度を下げたところ，86.0 g の硝酸カリウムが析出した。蒸発した水の質量〔g〕として，最も近い数値を選べ。ただし，硝酸カリウムは水 100 g に対して，40℃で 63.9 g，80℃で 169 g 溶けるものとする。

[解答番号　3]

1. 12　　　2. 14　　　3. 18　　　4. 22　　　5. 26
6. 30　　　7. 34　　　8. 38　　　9. 44　　　0. 52

第 二 問　　次の文章を読み，問1～3に答えよ。ただし，原子量は O＝16.0，
Fe＝56.0 とする。

[解答番号 4 ～ 9]

　　赤鉄鉱の主成分である Fe_2O_3 の鉄の酸化数は【ア】である。Fe_2O_3 を還元したところ，酸化物 A が得られ，そのモル質量は 232 g/mol であった。酸化物 A は純物質であり，【ア】と【イ】の酸化数をもつ鉄が【ウ】:【エ】の比で共存する。

問1　【ア】と【イ】に入る数値として，最も適切なものをそれぞれ選べ。

【ア】: [解答番号 4]
【イ】: [解答番号 5]

　　1.　−4　　　　2.　−3　　　　3.　−2　　　　4.　−1　　　　5.　+1
　　6.　+2　　　　7.　+3　　　　8.　+4　　　　9.　+5　　　　0.　+6

問2　【ウ】と【エ】に入る数字として，最も適切なものをそれぞれ選べ。ただし，最も小さい組み合わせとなるようにする。また，同じ数字を複数回選んでもよい。

【ウ】: [解答番号 6]
【エ】: [解答番号 7]

　　1.　1　　　　2.　2　　　　3.　3　　　　4.　4　　　　5.　5
　　6.　6　　　　7.　7　　　　8.　8　　　　9.　9　　　　0.　10

問3　酸化物 A の化学式の$\boxed{x}$，$\boxed{y}$にあてはまる数字として，各解答番号欄に対応する数字を1つずつマークせよ。

酸化物 A : $Fe_{\boxed{x}}O_{\boxed{y}}$

　例．解答が Fe_2O_3 の場合，解答番号欄 8 , 9 に，それぞれ 2 ,
　　3 とマークする。

x : [解答番号 8]
y : [解答番号 9]

第 三 問　　次の問 1〜2 に答えよ。ただし，原子量は，H＝1.0，C＝12 とし，すべての気体は理想気体としてふるまうものとする。

〔解答番号 $\boxed{10}$ 〜 $\boxed{12}$ 〕

問 1　一定温度のもとで，1.2×10^5 Pa のヘリウム 3.0 L と 2.6×10^5 Pa の窒素 2.0 L を混合し，混合気体の体積を 4.0 L とした。この混合気体の全圧〔Pa〕として，最も近い数値を選べ。

〔解答番号 $\boxed{10}$ 〕

1. 9.0×10^4　　2. 1.1×10^5　　3. 1.8×10^5　　4. 1.9×10^5
5. 2.2×10^5　　6. 3.8×10^5　　7. 4.4×10^5　　8. 4.8×10^5
9. 6.8×10^5　　0. 1.1×10^6

問 2　プロパンの気体 50 g の標準状態（$P = 1.013 \times 10^5$ Pa，$T = 273$ K）での体積【ア】〔L〕を A 群から，また，この気体中に含まれる水素原子の物質量【イ】〔mol〕を B 群から，最も近い数値をそれぞれ選べ。

【ア】：〔解答番号 $\boxed{11}$ 〕

A 群〔L〕

1. 0.94　　2. 1.1　　3. 9.4　　4. 11　　5. 13
6. 15　　7. 21　　8. 25　　9. 30　　0. 33

【イ】：〔解答番号 $\boxed{12}$ 〕

B 群〔mol〕

1. 1.1　　2. 1.4　　3. 2.0　　4. 2.5　　5. 4.5
6. 6.1　　7. 9.1　　8. 9.8　　9. 10　　0. 14

第 四 問　　次の文章を読み，問1〜2に答えよ。

[解答番号　13 〜 17]

　　クロム酸イオン CrO_4^{2-} は水溶液中で銀イオン Ag^+ と反応し，クロム酸銀 Ag_2CrO_4 の赤褐色沈殿を生じる。また，塩化物イオン Cl^- も銀イオンと反応し，塩化銀 $AgCl$ の白色沈殿を生じる。25℃における Ag_2CrO_4 の溶解度積は $3.6×10^{-12}\,mol^3/L^3$，$AgCl$ の溶解度積は $1.8×10^{-10}\,mol^2/L^2$ である。

問1　K_2CrO_4 と $NaCl$ を共に $1.0×10^{-2}\,mol/L$ となるように溶かした水溶液 100 mL を 25℃に保ち，攪拌しながら $2.0×10^{-2}\,mol/L$ の $AgNO_3$ 水溶液を少量ずつ滴下した。このとき，水に溶解している各種イオンの濃度変化のグラフを以下に示す。なお，曲線 A 〜 D は，Ag^+，CrO_4^{2-}，Cl^-，NO_3^- のいずれかの濃度を表している。$Cr_2O_7^{2-}$ の生成を無視した場合，このグラフにおいて，Ag^+，CrO_4^{2-}，Cl^- それぞれの濃度を表す曲線として，最も適切なものをそれぞれ選べ。

Ag^+ ：〔解答番号 | 13 |〕
CrO_4^{2-} ：〔解答番号 | 14 |〕
Cl^- ：〔解答番号 | 15 |〕

1．A　　　　2．B　　　　3．C　　　　4．D

問2　問1の実験において，$AgNO_3$ 水溶液の滴下量 30 mL の時点で観察されていた現象【ア】，および，$AgNO_3$ 水溶液の滴下量 60 mL の時点で観察されていた現象【イ】の記述として，最も適切なものをそれぞれ選べ。ただし，滴下直後に沈殿が生じてもすぐに溶解した場合，沈殿は生じていないと見なす。また，同じ記述を複数回選んでもよい。

【ア】：〔解答番号 | 16 |〕
【イ】：〔解答番号 | 17 |〕

1．$AgNO_3$ 水溶液を滴下しても沈殿は生じなかった。
2．$AgNO_3$ 水溶液の滴下によって白色沈殿のみが生じた。
3．$AgNO_3$ 水溶液の滴下によって赤褐色沈殿のみが生じた。
4．$AgNO_3$ 水溶液の滴下によって白色沈殿が生じ，既に存在していた赤褐色沈殿との混合物となることで，沈殿は見かけ上橙色に変化した。
5．$AgNO_3$ 水溶液の滴下によって赤褐色沈殿が生じ，既に存在していた白色沈殿との混合物となることで，沈殿は見かけ上橙色に変化した。

第 五 問　次の文章を読み，問1〜2に答えよ。ただし，原子量は，H＝1.00，C＝12.0，N＝14.0，O＝16.0，Na＝23.0，S＝32.0 とする。すべての反応は大気圧 $1.01×10^5$ Pa 下で行った。また，電解質は，水溶液中で完全に電離しているものとする。

［解答番号 　18　〜　19　］

水 $1.00×10^2$ g にグルコース $C_6H_{12}O_6$ 1.80 g を溶かしたとき，大気圧下における沸点が，$5.15×10^{-2}$ K 上昇した。

問1　水 $1.00×10^3$ g に尿素$(NH_2)_2CO$ 3.60 g を溶かしたとき，沸点は何 K 上昇するか。最も近い数値を選べ。

［解答番号 　18　］

1. $2.58×10^{-2}$　　2. $3.09×10^{-2}$　　3. $5.15×10^{-2}$　　4. $6.18×10^{-2}$
5. $7.73×10^{-2}$　　6. $1.24×10^{-1}$　　7. $1.55×10^{-1}$　　8. $1.86×10^{-1}$
9. $2.06×10^{-1}$　　0. $2.58×10^{-1}$

問2　水 $5.00×10^2$ g に硫酸ナトリウム 3.55 g を溶かしたとき，沸点は何 K 上昇するか。最も近い数値を選べ。

［解答番号 　19　］

1. $2.58×10^{-2}$　　2. $3.09×10^{-2}$　　3. $5.15×10^{-2}$　　4. $6.18×10^{-2}$
5. $7.73×10^{-2}$　　6. $1.24×10^{-1}$　　7. $1.55×10^{-1}$　　8. $1.86×10^{-1}$
9. $2.06×10^{-1}$　　0. $2.58×10^{-1}$

第　六　問　　次の文章を読み，問1～5に答えよ。

［解答番号　20 ～ 29 ］

　酢酸エチル合成の実験として，以下の操作を順に実施した。

操作1：酢酸2 mL，エタノール2 mLおよび
　　　　濃硫酸0.5 mLを試験管に入れた。

操作2：さらに試験管に沸騰石を入れたのち，右
　　　　図に示す反応装置を用いて，80℃の水浴
　　　　中で5分間加熱した。

操作3：試験管を装置から外し，十分に冷却した
　　　　のち，飽和炭酸水素ナトリウム水溶液を
　　　　少しずつ加えた。

操作4：反応液をよく振り混ぜたところ，二層に
　　　　分離した。

　次に，酢酸エチルと同じ分子式をもつエステルA ～ Cを用いて，以下の実験を順に
実施した。

実験1：A ～ Cを加水分解後，塩酸を加えたところ，AからはDとEが，Bからは
　　　　EとFが，CからはGとHがそれぞれ生成した。

実験2：D，FおよびHは中性の化合物で，Dはヨードホルム反応が陽性であった
　　　　が，FとHは陰性であった。

実験3：EとGは酸性の化合物で，Eにフェーリング液を加え熱したところ，赤色
　　　　沈殿を生じた。

問1　操作1～4において，エタノールに代えて，酸素原子が同位体 ^{18}O のエタノー
　　　ル $C_2H_5{}^{18}OH$ を用いた場合，下記の反応式における生成物【ア】および【イ】
　　　として，【ア】はA群から，【イ】はB群から最も適切なものをそれぞれ選べ。

　　　反応式

$$CH_3\text{-}\overset{O}{\overset{\|}{C}}\text{-O-H} + C_2H_5\text{-}^{18}\text{O-H} \longrightarrow 【ア】 + 【イ】$$

【ア】：〔解答番号 20 〕

A 群

$CH_3-\overset{O}{\underset{}{C}}-{}^{18}O-H$ $CH_3-\overset{O}{\underset{}{C}}-C_2H_5$ $CH_3-\overset{O}{\underset{}{C}}-O-C_2H_5$ $CH_3-\overset{{}^{18}O}{\underset{}{C}}-O-C_2H_5$
　　1　　　　　　　2　　　　　　　　3　　　　　　　　4

$CH_3-\overset{O}{\underset{}{C}}-{}^{18}O-C_2H_5$ $CH_3-\overset{O}{\underset{}{C}}-O-{}^{18}O-C_2H_5$ $CH_3-\overset{O}{\underset{}{C}}-O-{}^{18}O-H$
　　　5　　　　　　　　　6　　　　　　　　　　7

【イ】：〔解答番号 21 〕

B 群

H_2　　　　　　　$H-O-H$　　　　　$H-{}^{18}O-H$
　1　　　　　　　　2　　　　　　　　3

$H-O-{}^{18}O-H$　　C_2H_5-O-H　　　C_2H_6
　　4　　　　　　　　5　　　　　　　　6

問2 操作1において，濃硫酸を加える目的として，最も適切なものを選べ。

〔解答番号 22 〕

1. エタノールを除く。
2. 反応温度を上げる。
3. 酢酸を除く。
4. 生成物の安定性を高める。
5. 反応温度を下げる。
6. 触媒として機能する。

問3 操作1および2に関する記述として，最も**不適切**なものを選べ。

〔解答番号 23 〕

1. 突沸を防ぐために沸騰石を入れる。
2. 酢酸，エタノールおよび生成した酢酸エチルの蒸発による損失を防ぐために，試験管に十分に長いガラス管を付ける。
3. 内側が濡れた試験管を使用しない。
4. 0℃に冷却した状態で反応を行うと，反応の進行は遅くなる。
5. 純度 100%の酢酸ではなく，酢酸水溶液（酢酸としての量は同じものとする）を用いると，酢酸エチルの生成量は多くなる。
6. この反応をさらに長時間行っても，酢酸，エタノールともに完全には消費されない。

問4　操作3および4に関する記述として，最も**不適切**なものを選べ。

[解答番号　24　]

1. 生成した酢酸エチルは，飽和炭酸水素ナトリウム水溶液に溶ける。
2. 飽和炭酸水素ナトリウム水溶液を加えると，二酸化炭素が発生する。
3. 十分に飽和炭酸水素ナトリウム水溶液を加えると，反応液は塩基性を示す。
4. 飽和炭酸水素ナトリウム水溶液を，一度にたくさん加えると危険である。
5. 未反応の酢酸を反応液から水層へ除くために，飽和炭酸水素ナトリウム水溶液を加える。

問5　化合物 D，E，F，G および H として，D，F，H は A 群から，E，G は B 群から，最も適切なものをそれぞれ選べ。

D：[解答番号　25　]
F：[解答番号　26　]
H：[解答番号　27　]

A 群

CH_3-O-H　　　CH_3-CH_2-O-H　　　$CH_3-CH_2-CH_2-O-H$　　　$CH_3-CH-O-H$　 CH_3

　　1　　　　　　　　2　　　　　　　　3　　　　　　　　4

$CH_3-CH_2-CH_2-CH_2-O-H$　　　$CH_3-CH-CH_2-O-H$　 CH_3　　　$CH_3-CH_2-CH-O-H$　 CH_3

　　　　5　　　　　　　　　　6　　　　　　　　　7

E：[解答番号　28　]
G：[解答番号　29　]

B 群

$H-\overset{O}{\overset{\|}{C}}-H$　　　$CH_3-\overset{O}{\overset{\|}{C}}-H$　　　$H-O-\overset{O}{\overset{\|}{C}}-O-H$　　　$H-\overset{O}{\overset{\|}{C}}-O-H$

　　1　　　　　　　　2　　　　　　　　3　　　　　　　　4

$CH_3-\overset{O}{\overset{\|}{C}}-O-H$　　　$CH_3-CH_2-\overset{O}{\overset{\|}{C}}-O-H$　　　$CH_3-CH_2-CH_2-\overset{O}{\overset{\|}{C}}-O-H$　　　$CH_3-\underset{CH_3}{CH}-\overset{O}{\overset{\|}{C}}-O-H$

　　5　　　　　　　　6　　　　　　　　7　　　　　　　　8

英　語

解答　5年度

推　薦

I

〔解答〕

1. 4　2. 4　3. 1　4. 3
5. 1　6. 1　7. 4　8. 3

〔出題者が求めたポイント〕

1．claimed「要求される」。deceived「だまされる」。neglected「無視される」。recognized「認められる」。
2．名詞が入るので、safety が正解。
3．command a good salary「よい給料を得ている」。
4．contaminated「汚染された」。influential「影響力のある」。nutrient-rich「栄養豊富な」。over-populated「人口過剰の」。
5．benefits「便益」。complaints「苦情」。debts「負債」。risks「リスク」。
6．order「秩序」。reputation「名声」。traditions「伝統」。transactions「取引」。
7．specialize in「～を専門とする」。
8．関係代名詞なら on which が入るところなので、これに代わる where が正解。

〔問題文訳〕

1．多くの人にとって、自分の業績が他人から認められることは喜ばしいことだ。
2．医療従事者の仕事の多くは、患者の安全に関連している。
3．ペリーヌは非常にすぐれた同時通訳者なので、よい給料を得ている。
4．土壌が栄養豊富なところでは、作物の収量が多く、植物の品質も良くなる。
5．様々な税金を払う見返りとして、私たちはみな、政府から一定の便益を期待している。
6．警察は、スタジアム外の路上における秩序を保とうとしていた。
7．審美的な治療を専門とする歯科クリニックが数多くある。
8．ここが、委員の何人かが同意できなかった点だ。

II

〔解答〕

1. 2　2. 2　3. 1

〔出題者が求めたポイント〕

1. 1．annually（毎年）
　2．gradually（徐々に）
　3．remarkably（驚くほど）
　4．suddenly（突然）
2. 1．calculation（計算）
　2．meeting（出会い）
　3．odor（におい）
　4．reception（受付）
3. 1．communicating in writing with（～と書面でコミュニケーションを取って）
　2．in a tense atmosphere with（～と緊張した雰囲気の中に）
　3．keeping an eye on（～に目を光らせて）
　4．of equal status to（～と同等の立場に）

〔問題文訳〕

1．微妙な変化が徐々に少女を覆い始め、彼女は別人のように変貌していった。
2．ルースはゴミ収集場で隣人と不愉快な出会いをした。
3．私は過去20年間、チャールズと文通をしている。

III

〔解答〕

1. 2　2. 3　3. 1

〔出題者が求めたポイント〕

1. mixing → mixed
2. lesser piles → fewer piles
3. ridiculous → ridiculously

〔問題文訳（間違い箇所を修正したもの）〕

1．これらの化学物質は安全だが、水と混ざるとあなたに有害な影響を与える可能性がある。
2．ドラッグストアはトイレットペーパーがほとんどなくなっていて、昨日よりも棚の上の山が減っている。
3．値段がとんでもなく高いので、誰もその製品を買おうとは思わなかった。

IV

〔解答〕

1. 4　2. 2　3. 4

〔出題者が求めたポイント〕

選択肢訳

1. 1．ああ、だからあなたはその仕事を受けなかったのですね。
　2．お客さんと深くかかわったらどうですか？
　3．それでは本当に困るので、私はこちらに来ました。
　4．では、なぜ当社で職に就きたいのですか？
2. 1．このような薬はありますか？
　2．今までに意識を失ったことはありますか？
　3．どれくらいの低さが低すぎる血圧ですか？
　4．あなたの考えを聞かせてください
3. 1．代用品を手に入れようとするのはやめたほうがよい。
　2．新鮮な野菜は健康にいい。
　3．彼らは何も注文していないので、私たちは分か

らない。

 4．どの料理を選ばれても、きっと気に入ってもら
  えると思います。

〔全訳〕

1．A：あなたの現在の会社での最大の成果を教えてく
  ださい。
 B：カスタマー・エンゲージメント（顧客との親密
  度）を前年比 150％ にすることに成功しました。
  その成果により、昇進することができました。
 A：<u>では、なぜ当社で職に就きたいのですか？</u>

2．A：大丈夫ですか？
 B：何が … 何があったんですか？
 A：あなたは意識を失って、誰かが救急車を呼んだ
  のです。いくつか質問に答えられますか？
 B：分かりました…　やってみます。
 A：<u>今までに意識を失ったことはありますか？</u>

3．A：メニューにハンバーガーとステーキがあります
  か？　ここはベジタリアン・レストランではな
  いのですか。
 B：はい、当店はベジタリアン料理しか出しません。
  肉料理はすべて代用肉を使っています。
 A：そうなんですね。味はどうなんですか？
 B：<u>どの料理を選ばれても、きっと気に入ってもら</u>
  <u>えると思います。</u>

Ⅴ

〔解答〕

(A)　ア　2　　イ　4　　ウ　4　　エ　2
(B)　オ　2　　カ　1　　キ　3

〔出題者が求めたポイント〕

(A) 選択肢訳
ア　1．予期された
  2．確認された
  3．安心した
  4．統一された
イ　1．利用できる
  2．不可欠な
  3．妥当な
  4．感染しやすい
ウ　1．変換される
  2．翻訳される
  3．輸送される
  4．伝染する
エ　1．センセーショナルな
  2．賢明な
  3．感覚の
  4．敏感な

(B) 選択肢訳
オ　1．必ず
  2．場合によっては
  3．わずかに
  4．ありそうもない

カ　1．出来事
  2．ハイライト
  3．保険
  4．文
キ　1．批判する
  2．励ます
  3．拒否する
  4．傾向がある

〔全訳〕

(A)

 サル痘は、サル痘ウイルスによって引き起こされる病気で、2022 年の初夏までに 40 カ国以上で数千人の患者が(ア)<u>確認された</u>。これは、実験用のサルで最初に確認されたのだが、このウイルスに(イ)<u>感染しやすい</u>のはサルではなく、リスやネズミなどの野生動物なのだ。ヒトが、感染した動物に噛まれたり、引っかかれたりすることで、動物からヒトにウイルスが(ウ)<u>伝染する</u>ことがある。サル痘の患者には、発熱、悪寒、体の痛み、倦怠感、ひどい発疹などの症状がよく見られる。COVID-19 のような感染力の強い病気ではないが、感染者との密接な接触は避けるのが(エ)<u>賢明である</u>。

(B)

 病気や障害を持つ親を介護している子どもや若い世代は、非常に多くいる。また中には、親が非常に深刻な、(オ)<u>場合によっては</u>命にかかわるような病気にかかっている子どももいる。親の死は、残された子どもたちにとって極めてストレスの多い人生の(カ)<u>出来事</u>となる。時には、病院のベッドに横たわる父や母の顔色が悪く、生命維持装置やモニターにつながれているのを見て、子どもたちは心痛のあまり、病院から逃げ出すこともある。あるいは、集中治療室の外で静かに座り込んで、話すことを(キ)<u>拒否する</u>子どももいる。また、何もかもが普通であるかのように振る舞おうとする子どももいるだろう。病気で死にそうな子どもを持つ親に精神的なサポートが必要なように、重病の親を持つ子どもにも助けが必要なのだ。

Ⅵ

〔解答〕

1．3　　2．1　　3．3

〔出題者が求めたポイント〕

選択肢訳

1．「この文章の主旨は何か」
 1．現在、世界で使用されている医薬品の大半は、自
  然界に存在する物質に由来する。
 2．環境を守るために、より多くの人が科学的に証明
  された伝統医学を緊急に求めている。
 3．世界では、伝統医学が受け入れられ、人々の関心
  が高まる傾向にある。
 4．WHO は、感染症の治療や予防のために伝統医薬
  品の選定を試みている。
2．「第 3 段落 3 行目で、『この問題』とあるのは次のこ
 とを意味している」

1．伝統医学の国民健康保険制度への貢献は、多くの
国で実現されていない。
2．私たちは、環境にも人間にも良い、持続可能な医
療を使用する必要がある。
3．伝統医療従事者の不足により、効果的な医療保障
が脅かされている。
4．伝統医療従事者になるためのトレーニング費用を
学生が負担することは困難である。
3．「次のうち、文中で示唆されていないものはどれか」
1．薬用植物は、個人や地域社会の健康だけでなく、
現代科学の発展にとっても非常に重要だ。
2．伝統医学に先進技術を応用することで、伝統医学
の利用がより一般的になりつつある。
3．伝統医療従事者は、現地の人々の社会的・文化的
背景をよく理解している。
4．伝統医療従事者に代表される人材は、医療を提供
する上で潜在的に重要な資源である。

〔全訳〕
　世界中の何百万人もの人々が、多くの病気に対する治
療の選択肢の一つとして伝統医学に頼っている。「伝統
医学」という言葉は、先住民の習慣や異文化が長年にわ
たって使ってきたすべての知識、技術、慣習のことを指
すものだ。伝統医学は、健康を維持し、病気を予防し、
あるいはその原因を突き止め、身体的・精神的な病気を
治療することを意図している。伝統医学には、ハーブを
使った治療や、鍼灸などの中国伝統医学、アーユルヴェ
ーダ医学など、古くから行われているものが含まれる。
アーユルヴェーダ医学は、健康促進のために、特定の種
類の食物、ヨガ、マッサージ、薬用オイルなどを用いる
インドの伝統医学のひとつである。現在使用されている
医薬品の半分近くは、もともと天然由来のものだ。この
ことは、生物多様性と持続可能性の保全がいかに重要で
あるかを示している。
　伝統医学は現代科学の世界でますます重要な役割を果
たしつつあり、伝統医学を研究する方法も急速に発展し
ている。例えば、人工知能が今日、伝統医学のデータや
傾向をマップ化し、天然物を研究するために使われてい
る。また、脳の活動や「リラクゼーション反応」を研究
するために fMRI（機能的磁気共鳴画像法）が使われて
いる。リラクゼーション反応は、穏やかな思考やヨガなど、
伝統的な医学療法の一部であり、ストレス時の精神衛生
や幸福のために、より広く利用されているものだ。また、
携帯電話のアプリやオンライン講座などの技術によっ
て、伝統医学は再び人気を集めている。
　しかし、今日、多くの国の国民健康保険制度では、数
百万人の伝統医学従事者、学習コース、医療施設、医療
費などがまだ十分に統合されていないのが現状である。
この問題を解決し、伝統医学の安全性と有効性のエビデ
ンスベースを開発・構築するために、世界保健機関
（WHO）は2022年4月19日にインドに「伝統医学グロ
ーバルセンター」を設立した。その施設はインドにある
が、世界のすべての国によって使用され、役立てられる

ことを目的としている。

Ⅶ
〔解答〕
1．4　　2．3　　3．3
〔出題者が求めたポイント〕
選択肢訳
1．「次のうち、第1段落の下線部の語句と置き換えら
れるものはどれか。」
1．assemble（組み立てる）
2．justify（正当化する）
3．persist（持続する）
4．regulate（調節する）
2．「次のうち、第3段落の空欄に入れるのに最も適当
な語句はどれか。」
1．hardly（ほとんど～ない）
2．later（あとで）
3．still（今でもまだ）
4．then（それから）
3．「この文章によると、次のうちどれが正しいか」
1．熱中症は、人が長時間外にいて、汗をかきすぎ、
十分な休息をとらなかった場合にのみ起こる。
2．屋内にいて、いろいろな種類の冷たい飲み物を飲
むと、熱中症になるのを防ぐことができる。
3．高温多湿の環境下でマスクを着用しての激しい作
業や運動は、熱中症になる危険性が高くなる。
4．COVID-19の予防接種を受けた子どもが多いので、
マスクの着用はもはや求められていない。

〔全訳〕
　熱中症は、体温が40℃以上になると発症する可能性
がある病気だ。高温多湿の環境に長時間いると、体温を
調節することができなくなるため、熱中症になる危険性
が高くなる。症状が重い場合は、早急な治療が必要な緊
急事態となる。熱中症は、長時間日光に当たった場合だ
けでなく、エアコンのない室内など高温の場所に長時間
座っている場合にも起こる。熱中症の一般的な症状は、
頭痛、錯乱、めまい、嘔吐、意識喪失、汗の異常な欠如
や発汗過多などだ。熱中症を放置すると、臓器不全や死
に至ることさえある。
　COVID-19の大流行以降、フェイスマスクの着用は一
般的な生活習慣の一つになっている。しかし、マスクは
高温多湿の環境下で体の熱をコントロールする機能を阻
害し、熱中症になるリスクを高める可能性が指摘されて
いる。そのため、各国政府は、そのような状況での激し
い作業やハードな運動時には、フェイスマスクを外すよ
う促している。マスク着用時に熱中症になりやすいの
は、呼吸器系の通気抵抗が増加することが一つの要因と
して考えられている。通気抵抗が大きくなると、呼吸筋
にかかる負荷が大きくなる。熱中症発症のリスク増加の
メカニズムについては、いくつかの指摘があるが、まだ
明確にはなっていない。
　現在では、適切な社会的距離を保つことができれば、

屋外でのマスク着用は不要とされている。しかし，様々
な理由で COVID-19 の予防接種を受けられない人は，
マスクの着用を(今でもまだ)検討する必要がある。小さ
な子どもについては、特に夏場の通学時やスポーツ時に
は、熱中症にならないようにマスクを外すことが推奨さ
れる。また、2歳未満の子どもは、息苦しくなっても自
分でマスクを外すことができないので、大勢の人がいる
部屋でもマスクをしないことを勧める。

数 学

解答

5年度

第一問

〔解答〕

(1)
1
4

(2)
2	3	4	5	6	7	8
2	7	2	7	2	7	2

〔出題者が求めたポイント〕

二次関数

△ABC と△HPQ の高さの比が BC：PQ＝7：7－x となることを利用する。

〔解答のプロセス〕

(1) $\cos B = \dfrac{5^2 + 7^2 - (4\sqrt{2})^2}{2 \cdot 5 \cdot 7} = \dfrac{3}{5}$

なので、$\sin B = \dfrac{4}{5} (\because \sin B > 0)$

$AH = AB \sin B = 5 \times \dfrac{4}{5} = 4$

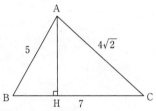

(2) PQ と AH の交点を R とすると、

△ABC ∽ △APQ より AH：AR＝7：x

$\therefore HR = \dfrac{7-x}{7} \times 4$ となるから、

$S(x) = \dfrac{1}{2} \cdot x \cdot \dfrac{4}{7}(7-x)$

$= -\dfrac{2}{7}x^2 + 2x$

$= -\dfrac{2}{7}\left(x - \dfrac{7}{2}\right)^2 + \dfrac{7}{2}$

$\therefore S(x)$ は $x = \dfrac{7}{2}$ で最大値 $\dfrac{7}{2}$ をとる。

第二問

〔解答〕

(1)
9	10	11	12	13
3	5	3	1	0

(2)
14	15	16
1	7	7

〔出題者が求めたポイント〕

(1) 和 c が素数となる条件は設定が難しいが、「a が偶数」、「b が 3 の倍数」、「a, b が互いに素でない」ものはあてはまらない。

また、球の取り出し方が 5×6＝30 通りしかないので、上記の条件で弾かれないものを列挙し、それぞれに c が素数となるかどうかを試すとよい

〔解答のプロセス〕

(1) 1 ～ 5 の中で素数であるものは 2, 3, 5 の 3 つ

よって、$\dfrac{3}{5}$

「a が偶数」、「b が 3 の倍数」、「a, b が 1 以外の共通因数をもつ」のいずれかを満たすものは 3a＋2b＝c が素数にならない。これらの条件から外れた (a, b) の組とそのときの c の値を列挙すると、次のようになる。

(1, 7), c＝17　(3, 7), c＝23　(5, 7), c＝29
(1, 8), c＝19　(3, 8), c＝25×　(5, 8), c＝31
(1, 10), c＝23　(3, 10), c＝29　(5, 11), c＝37
(1, 11), c＝25×　(3, 11), c＝31

c＝25 は素数ではないので除くと 9 通り

$\therefore \dfrac{9}{30} = \dfrac{3}{10}$

(2) $\sqrt{n^2 - 10n + 2} = \sqrt{(n-5)^2 - 23} = k$ とおく

(k は 0 以上の整数)

$(n-5)^2 - 23 = k^2$

$\{(n-5) + k\}\{(n-5) - k\} = 23$

$(n-5+k, \ n-5-k)$

$= (1, 23), (23, 1), (-1, -23), (-23, -1)$

$(n, \ k)$

$= (17, -11), (17, 11), (-7, 11), (-7, -11)$

$k \geq 0$ なので、$(n, \ k) = (17, 11), (-7, 11)$

第三問

〔解答〕

(1)
17	18
3	6

(2)
19	20	21	22	23	24	25
1	2	7	3	2	1	3

〔出題者が求めたポイント〕

(1) 対称式

(2) 積分

$\dfrac{d}{dx} \displaystyle\int_{\alpha}^{x} f(t)dt = f(x)$ を利用する。

〔解答のプロセス〕

(1) $\left(a^{\frac{3}{2}x} + a^{-\frac{3}{2}x}\right)^2 = a^{3x} + a^{-3x} + 2$

$= (a^x + a^{-x})^3 - 3(a^x + a^{-x}) + 2$

$= 4^3 - 3 \cdot 4 + 2 = 54$

$a^{\frac{3}{2}x} > 0, \ a^{-\frac{3}{2}x} > 0$ より、

$a^{\frac{3}{2}x} + a^{-\frac{3}{2}x} = \sqrt{54} = 3\sqrt{6}$

(2) $\dfrac{d}{dx}\displaystyle\int_b^x f(t)dt = \dfrac{d}{dx}(6x^2 + 7x - 3)$

$\qquad\qquad f(x) = 12x + 7$

$\therefore \displaystyle\int_b^x f(t)dt = \int_b^x (12t + 7)dt$

$\qquad\qquad = \Big[6t^2 + 7t\Big]_b^x$

$\qquad\qquad = 6x^2 + 7x - (6b^2 + 7b)$

$\therefore 6b^2 + 7b = 3 \Leftrightarrow (2b + 3)(3b - 1) = 0$

$\qquad\qquad \Leftrightarrow b = -\dfrac{3}{2},\ \dfrac{1}{3}$

第四問

〔解答〕

(1)

26	27	28	29
4	3	7	2

(2)

30	31	32	33	34
1	4	2	8	4

〔出題者が求めたポイント〕

(1) $-2\overrightarrow{AP} + 3(\overrightarrow{AB} - \overrightarrow{AP}) + 4(\overrightarrow{AC} - \overrightarrow{AP}) = \vec{0}$

$\qquad \overrightarrow{AP} = \dfrac{3\overrightarrow{AB} + 4\overrightarrow{AC}}{9}$

$\qquad\quad = \dfrac{7}{9} \cdot \dfrac{3\overrightarrow{AB} + 4\overrightarrow{AC}}{7}$

$\therefore \overrightarrow{AD} = \dfrac{3\overrightarrow{AB} + 4\overrightarrow{AC}}{7}$　より　BD : DC = 4 : 3

$\dfrac{BD}{CD} = \dfrac{4}{3}$

AP : AD = 7 : 9 なので，$\dfrac{AP}{PD} = \dfrac{7}{2}$

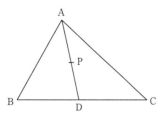

(2) 一般項はそれぞれ　$a_n = 3_n - 1$, $b_n = 5_n - 1$

$\quad$ N $\in \{c_n\}$ として，N $= 3x - 1 = 5y - 1(x,\ y$ は自然数$)$

$\qquad\qquad \therefore 3x = 5y \Leftrightarrow x = 5k,\ y = 3k(k$ は自然数$)$

$\therefore c_n = 3 \cdot 5_n - 1 = 15_n - 1$ となるから

初項 $C_1 = 14$

$c_n < 290$ となる最大の n は $n = 19$ で，$c_{19} = 284$

化　学

解答　5年度

推　薦

第一問

〔解答〕

問1　1. 3
問2　2. 5
問3　3. 4

〔出題者が求めたポイント〕

小問集合

〔解答のプロセス〕

問1　2. 氷は水よりも体積が大きい。そのため密度が小さくなるので、氷は水に浮くのである。

問2　分子量、式量に占めるSの割合を考える。逆数にすると有限小数となって大小評価がしやすくなる。

1. H_2SO_4 … $\dfrac{32}{98}$　　2. $FeSO_4$ … $\dfrac{32}{152}$

3. Fe_2S_3 … $\dfrac{96}{208}$　　4. $Na_2S_2O_3$ … $\dfrac{64}{158}$

5. SO_2 … $\dfrac{32}{64}$

この中では5のSO_2が最も多い。

問3

	溶液	溶質	溶媒
80℃	400	200	200（単位：g）
		↓ −86.0	↓
40℃		114	178.3
	（163.9	63.9	100）

$200 - 178.3 = 21.7(g)$

第二問

〔解答〕

問1　4. 7　　5. 6
問2　6. 2　　7. 1
問3　8. 3　　9. 4

〔出題者が求めたポイント〕

鉄の酸化物

鉄にはFe^{2+}とFe^{3+}があるので、酸化物も様々である。

〔解答のプロセス〕

「【ア】と【イ】の酸化数をもつ鉄が」とあるので、＋3と＋2をあてはめる。＋3価と＋2価の鉄が混ざった酸化物として、Fe_3O_4を決め打ちしてしまってもよい。Fe_3O_4の式量は、ちょうど232である。

計算で求めるのであれば、$Fe^{2+} : Fe^{3+} = a : b$で含まれるとして、

$$\begin{cases} a+b=x \\ 2a+3b=2y \\ 56x+16y=232 \end{cases}$$ と式を立てる。

この式は文字が4つなので解くことはできないが、a、b、xをyを用いて表すと、

$$a = \frac{87-20y}{7},\quad b = \frac{18y-58}{7}$$

$$x = \frac{29-2y}{7}$$

a、bがいずれも正の値となるのは$y=4$だけなので、$a=1$、$b=2$、$x=3$、$y=4$　とわかる。

第三問

〔解答〕

問1　10. 5　　問2　11. 18　　12. 7

〔出題者が求めたポイント〕

分圧

〔解答のプロセス〕

問1　$1.2 \times 10^5 \times \dfrac{3}{4} + 2.6 \times 10^5 \times \dfrac{2}{4} = 2.2 \times 10^5$　［Pa］

問2　ア. $\dfrac{50}{44} \times 22.4 = 25.4$　…(L)

　　イ. $\dfrac{50}{44} \times 8 = 9.09$　…(mol)

第四問

〔解答〕

問1　13. 4　　14. 2　　15. 3
問2　16. 2　　17. 5

〔出題者が求めたポイント〕

溶解平衡

〔解答のプロセス〕

問1　$CrO_4{}^{2-}$とCl^-はそれぞれ初濃度が0.010［mol/L］である。対してAg^+と$NO_3{}^-$は後から加えていくので、沈殿を考えなければ初濃度は0で、右上がりに増加していくはずである。ゆえに、BとCが$CrO_4{}^{2-}$とCl^-、AとDがAg^+と$NO_3{}^-$とわかる。

さらにAg^+は沈殿を形成するので水溶液中の濃度には表れないが、$NO_3{}^-$は沈殿に関わらないので濃度が増加しつづける。

よって、Ag^+はD. $NO_3{}^-$はAとわかる。

溶解度積から沈殿しはじめるAg^+の濃度を求めると

$Ag_2CrO_4 : [Ag^+]^2[CrO_4{}^{2-}] = 3.6 \times 10^{-12}$
　　　　　　$[Ag^+] = \sqrt{3.6} \times 10^{-5}$［mol/L］

$AgCl$　　: $[Ag^+][Cl^-] = 1.8 \times 10^{-10}$
　　　　　　$[Ag^+] = 1.8 \times 10^{-8}$［mol/L］

となることから、$AgCl$の方が先に沈殿することがわかる。BとCを比較すると、Cのイオン種が先に沈殿し、すべて沈殿する(滴下量50mL近辺)とBが沈殿しはじめる。

よって、Cl^-はC、$CrO_4{}^{-2}$はBとわかる。

なお、A が直線ではなく上に凸な曲線であること、B がはじめ右肩下がりになっているのは滴下によって溶液の体積が大きくなっているからであり、沈殿の生成によるものではないことに注意する。

問2　初めは AgCl の白色沈殿が生じ(アは2)その後 Cl⁻ が全て沈殿すると(滴下量 50 mL)次に Ag_2CrO_4 の赤褐色沈殿が生じる。(イは5)

第五問
〔解答〕
問1　18.　2
問2　19.　5

〔出題者が求めたポイント〕
沸点上昇
モル沸点上昇が与えられていないので、問題文の前に書かれた情報から予め計算しておく。

〔解答のプロセス〕

$$5.15 \times 10^{-2} = K_b \times \frac{\frac{1.8}{180}[\text{mol}]}{0.1[\text{kg}]}$$

$$\Longleftrightarrow K_b = 0.515[\text{K·kg/mol}]$$

を用いて考える。

問1　尿素は電離しない(厳密には、イオンになっても溶質粒子数が変わらない)ので、

$$\Delta t_b = 0.515 \times \frac{\frac{3.60}{60}[\text{mol}]}{1[\text{kg}]} = 3.09 \times 10^{-2}[\text{K}]$$

問2　硫酸ナトリウムは電離するとイオン3つ分になるので、

$$\Delta t_b = 0.515 \times \frac{\frac{3.55}{142} \times 3}{0.5[\text{kg}]} = 7.725 \times 10^{-2}[\text{K}]$$

第六問
〔解答〕
問1　20.　5　　21.　2
問2　22.　6
問3　23.　5
問4　24.　1
問5　25.　4　　26.　3　　27.　1
　　28.　4　　29.　6

〔出題者が求めたポイント〕
エステル化
題材自体はそれほど特殊なものではないが、普通は聞かれないような出題がある。

〔解答のプロセス〕
問1　「エステル結合の O 原子が何由来なのか」を聞いている。大学で学ぶ内容である。エステル化の詳しい機構は下のようになる。

エステル結合の二重結合でない O 原子は、アルコールのヒドロキシ基由来である。

問2　上記の通り、エステル化は H^+ の移動によりなされるため、酸を触媒として反応させる。
濃硫酸の脱水作用(これは選択肢にない)以外を問うのは稀だが、濃硫酸が反応前後で変化していないことに注目すれば、触媒であることも気づけるはずである。

問3　酸触媒によるエステル化は可逆反応で(なので6は正しい)、水が反応系に存在すると、平衡はエステルの分解へと傾く。
よって、不適切なものは5。水が存在すると、酢酸エチルは生成量が減少する。

問4　酢酸は炭酸水素ナトリウムと反応しイオンとなり、エタノールは水にとけるが、エステルである酢酸エチルは溶けないので分離することができる。

問5　実験3から、E と G がカルボン酸で(自動的に D、F、H はアルコールである)、E は還元性をもつのでギ酸とわかる。
E と対になる D、および F は、A、B の炭素数が4である(酢酸エチルと分子式が同じことから)ので、炭素数3の1-プロパノールおよび2-プロパノールのいずれかである。
これらのうちヨードホルム反応が陽性なのは2-プロパノールなので、D は2-プロパノール、F は1-プロパノールである。
酢酸エチルと同一の分子式をもつエステルは残り1種のみ、プロピオン酸メチルだけなので、G、H はそれぞれプロピオン酸とメタノールである。

令和4年度

問　題　と　解　答

英　語

問題

（40分）

4年度

Ⅰ．次の各英文の（　　　）に入る語句として最も適切なものを，それぞれ１から４の
中から１つ選び，その番号をマークしなさい。　　【 解答番号　1　～　8 】

1. It is getting harder to (　　　) the stress during the COVID-19 pandemic.
   1. break in
   2. cope with
   3. go on
   4. hope for

   解答番号 1

2. Will the teacher (　　　) us some feedback on our essays?
   1. collect
   2. give
   3. make
   4. provide

   解答番号 2

3. This library (　　　) a number of newspapers and medical journals.
   1. subscribes
   2. subscribes at
   3. subscribes of
   4. subscribes to

   解答番号 3

4. Millions of people contract malaria each year in some poorer countries, and drugs
   to treat it are seriously in (　　　) supply.
   1. abundant
   2. medical
   3. short
   4. stable

   解答番号 4

5. The new law will (　　　) into effect on December 1, 2021.
   1. allow
   2. come
   3. put
   4. take

   解答番号 5

6. I fell madly in love with Mark from the moment I met him. It was certainly love
   at first (　　　).
   1. birth
   2. hearing
   3. relationship
   4. sight

   解答番号 6

7. Vivian is shy, so she is (　　　) to make a speech in front of her classmates.
   1. eager
   2. prone
   3. reluctant
   4. willing

   解答番号 7

8. Let me see if I can remember where we first met. Give me (　　　).
   1. a bite
   2. a clue
   3. a hand
   4. a lift

   解答番号 8

Ⅱ．次の各英文の下線部の文脈における意味として最も近いものを，それぞれ１から４の中から１つ選び，その番号をマークしなさい。　【 解答番号　9　～　11　】

1.　The university has decided to honor its most <u>promising</u> student at the ceremony.
　　1.　inactive
　　2.　indifferent
　　3.　overworked
　　4.　talented
　　　　　　　　　　　　　　　　　　　　　　　　　　9

2.　The Health Service Center designed <u>a pilot</u> series of programs to educate residents on how to care for their health.
　　1.　an experimental
　　2.　an imperial
　　3.　a public
　　4.　a recent
　　　　　　　　　　　　　　　　　　　　　　　　　　10

3.　The patient finally <u>came to terms</u> with the doctor on the second heart operation.
　　1.　filed a suit
　　2.　had an engagement
　　3.　reached an agreement
　　4.　refused a request
　　　　　　　　　　　　　　　　　　　　　　　　　　11

Ⅲ．次の各英文で間違っている箇所を，それぞれ１から４の中から１つ選び，その番号をマークしなさい。　　　　　【 解答番号　12　～　14　】

1.　Most students were <u>earnestly</u> taking notes <u>while</u> the professor was giving a
　　　　　　　　　　　　1　　　　　　　　　　　　2
　　lecture <u>not so as to</u> fail the final examination <u>scheduled for</u> the following week.
　　　　　　　　3　　　　　　　　　　　　　　　　　　4
　　　　　　　　　　　　　　　　　　　　　　　　　　12

2.　Lucas <u>was taken ill</u> the <u>other</u> day. He is <u>in hospital</u>. Doctors are not <u>already</u> sure
　　　　　　　1　　　　　　　2　　　　　　　　3　　　　　　　　　　　4
　　what it is.
　　　　　　　　　　　　　　　　　　　　　　　　　　13

3.　<u>It</u> was expected <u>that</u> more people would begin teleworking <u>among</u> their homes
　　1　　　　　　　2　　　　　　　　　　　　　　　　　　　　3
　　and offices after a state-of-emergency <u>declaration</u>.
　　　　　　　　　　　　　　　　　　　　4
　　　　　　　　　　　　　　　　　　　　　　　　　　14

IV. 次の A と B の会話が一番自然な流れとなるように，（　　　）の中に入る語句として最も適切なものを，それぞれ 1 から 4 の中から 1 つ選び，その番号をマークしなさい。

【 解答番号　15　～　17　】

1.　A: What do you want to do after you graduate from this university?

　　B: I really want to work for a pharmaceutical company to develop a new drug candidate that targets cancer cells.

　　A: (　　　)

　　　1.　How about taking this medicine?

　　　2.　Why not hire this candidate?

　　　3.　How did you get the job there?

　　　4.　Why don't you study harder, then?

15

2.　A: Do you know where Sue is?

　　B: Sorry, I've got no idea.

　　A: Never mind. I don't suppose you know when she'll be back?

　　B: No, I'm afraid not.

　　A: OK. (　　　) Goodbye.

　　　1.　Thanks anyway.

　　　2.　Did she go out alone?

　　　3.　Hope he comes in time.

　　　4.　Are you glad to be back?

16

3.　A: Do you know a lot about computers? It seems that I can't get this program to work.

　　B: Well, I used to work for a computer programming company.

　　A: That's great. Do you mind fixing this for me?

　　B: (　　　)

　　　1.　Yes, go ahead.

　　　2.　No, but can you wait until I finish this work?

　　　3.　Yes, can you send my computer to the repair shop?

　　　4.　No, I fixed it for you.

17

V. 次の各英文の空欄に入る語として最も適切なものを，それぞれ1から4の中から1つ選び，その番号をマークしなさい。　【解答番号　18　～　24　】

(A)　Fruits contain water, minerals, fiber, many vitamins, and antioxidants*. Although fruit is a great source of nutrients, it naturally contains sugar, so people need to be (　ア　) not to consume too much. In general, eating fruit as part of a healthy diet does not increase the risk of developing diabetes*. (　イ　), consuming more than the recommended daily allowance may be harmful for you. A recent study suggests that eating a moderate amount of fruit every day can help (　ウ　) better blood sugar control and reduce the chance of developing diabetes. Drinking fruit juice does not necessarily have the same effect, since most commonly sold fruit juices tend to be high in sugar but very low in fiber and protein. The sugar gets absorbed very quickly in the body due to the (　エ　) of sufficient fiber. It is suggested that raw vegetable juice with no sugar helps reverse the condition of one type of diabetes.

antioxidant*　抗酸化剤　　　diabetes*　糖尿病

ア	1. careful	2. demanding	3. relaxed	4. safe	18
イ	1. Besides	2. Consequently	3. However	4. Thus	19
ウ	1. lose	2. maintain	3. rise	4. satisfy	20
エ	1. absence	2. complexity	3. plainness	4. richness	21

(B)　As the old saying goes, doctors are second to God on this earth. Does this god complex still prevail among today's doctors? Probably (　オ　). Doctors try to save every life, but quite often they feel they can do very little. It is not always doctors and their egos* that are responsible for the god complex. Sometimes (　カ　) expect godlike powers. They want answers, and they want them now. In the real world, doctors are only human, and their answers may not always be the (　キ　) ones.

ego*　自尊心，自負心

オ	1. beneficial	2. not	3. OK	4. safe	22
カ	1. carers	2. doctors	3. nurses	4. patients	23
キ	1. correct	2. difficult	3. negative	4. random	24

VI. 次の英文を読み，４つの設問に対して最も適切な答えをそれぞれ１から４の中から１つ選び，その番号をマークしなさい。　　【 解答番号　25 　～　28 　】

What's the difference between a psychiatrist and a psychologist? Psychiatrists and psychologists sound similar, and both of them treat people with mental health conditions, so many people get them confused with each other. Yet, psychiatrists and psychologists aren't the same. The three main differences are their educational background, the treatments they provide, and their roles in treatment.

The journey to both professions begins in college. Psychiatrists attend medical college and become medical doctors before doing specialist training in mental health. To become licensed, students must pass a multi-step examination. Psychologists have university training and supervised experience. If they have a doctorate*, psychologists can call themselves 'Dr', but they are not medical doctors.

When treating patients, psychiatrists provide a wide range of services, according to the particular problem and what will work best. These include medication, general medical care including checking your physical health and the effects of medicines, psychological treatments, and brain stimulation therapies*. Because they are medical doctors, psychiatrists can prescribe* medicines. In contrast, psychologists most commonly use talk therapy to treat mental health conditions. They may act as consultants along with other health care providers.

Psychologists tend to treat people who need their medical, psychological and social needs considered. These are usually people with complex conditions. For example, someone who has attempted suicide or has suicidal thoughts will usually be seen by a psychiatrist. Psychologists are more likely to see people with conditions that can be helped effectively with psychological treatments, mainly talk therapy. This might include people with behavioral problems, learning difficulties, depression and anxiety.

While there are some differences between the two specialties, there is also a great deal of overlap, and psychiatrists and psychologists often collaborate closely. A psychiatrist might make an initial assessment and diagnosis*, then refer you to a psychologist for ongoing psychological treatment. They also work together in hospitals as part of mental health teams.

doctorate* 博士号　　　　brain stimulation therapy* 脳刺激療法　　　　prescribe* 処方する
diagnosis* 診断

1.　Why do people often confuse psychiatrists with psychologists?

　　1.　Psychiatrists and psychologists have the same responsibilities.

　　2.　Their titles don't sound alike because their jobs are quite different.

　　3.　Psychiatrists are not recognized as psychologists yet.

　　4.　There are some similarities between the two professions.

25

2.　Is a doctor's license required to work as a psychologist?

　　1.　Yes. Psychologists need to pass a national examination for medical practitioners.

　　2.　It isn't necessary, but, in fact, most psychologists are licensed doctors.

　　3.　Yes, but psychologists cannot use the title 'Dr' even if they have a doctorate.

　　4.　No, and a psychologist who has a doctorate may not be a medical doctor.

26

3.　According to the passage, which of the following statements about prescribing medicines is true?

　　1.　Only psychiatrists can prescribe medicines.

　　2.　Both psychiatrists and psychologists prescribe medicines.

　　3.　Because of their medical training experience, psychologists can prescribe medicines.

　　4.　Neither psychiatrists nor psychologists prescribe medicines.

27

4.　Which of the following statements is NOT mentioned in the passage?

　　1.　Psychologists focus on providing talk therapy to help patients.

　　2.　There is a tremendous diversity among psychology professions, and salaries are just as varied.

　　3.　Your psychiatrist might help you find the right psychologist for you.

　　4.　Many times, psychologists work closely with a psychiatrist who handles the medical treatment of a patient's mental illness.

28

Ⅶ．次の英文を読み，２つの設問に対して最も適切な答えをそれぞれ１から４の中から
１つ選び，その番号をマークしなさい。　　　　【 解答番号 | 29 | ～ | 30 | 】

　　　Immunogenicity is the ability of a foreign substance to provoke the body's immune response*. When the body detects danger from an infection, the immune system gets activated and attacks it. The injection* of a vaccine is expected to (　　　) an effective immune response to fight against a specific disease, which will protect the body from future exposure to the virus. In the past, a wide vaccination program succeeded in ridding the world of smallpox*. While vaccination helps many people to avoid getting sick with an infectious disease, some people have a physical constitution that makes them susceptible to certain allergic reactions.

Immune responses to vaccination vary between individuals of different ethnic origins and different populations. Many factors have the potential to make an impact on vaccine effectiveness and immunogenicity. Recently, evidence from several animal and clinical studies has been presented, and the research results have suggested that the composition and function of the microbiota* in the intestine* are crucial factors for altering immune responses to vaccination.

Analyses of the microbiota in the intestine play an essential role in developing immune cells in the body to ensure herd immunity*. The interaction among microbiota, intestinal nutrients, and individual immunity helps maintain the effectiveness of the vaccine against several viruses that can cause disease. Therefore, an imbalance of nutrients can disturb the microbiota and render the immunity ineffective. Variations in the protective response to a number of vaccines are caused by the differences in healthy microbiota among people.

immune response*　免疫応答　　　injection*　注射　　　smallpox*　天然痘
microbiota*　細菌叢，細菌の集団　　　intestine*　腸　　　herd immunity*　集団免疫

1.　Which of the following would be the most appropriate word to put into the blank in the first paragraph?

　　1. appreciate

　　2. determine

　　3. induce

　　4. prolong

2.　According to the passage, which of the following is true?

　1.　The immune response caused by a vaccination is an example of immunogenicity, and the smallpox vaccines were made and successfully used during the program.

　2.　Vaccination can improve the condition of the intestinal microbiota and help avoid an allergic reaction.

　3.　Studies have suggested that the effectiveness of vaccines is preserved across individuals and populations in different regions of the world.

　4.　An imbalance in nutrition creates an environment in which the immune system is able to respond appropriately to vaccines.

| 30 |

数　学

問題

（40分）

第一問　底面の半径が 6，母線の長さが 10 の直円錐に球が内接している。このとき，この球の表面積は [1)][2)] π であり，体積は [3)][4)] π である。ただし，π は円周率である。

第二問 次の問に答えよ。

(1) n を自然数として，$\sqrt{63+n^2}$ が自然数となるとき，n の値を小さい順に並べると，

$\boxed{ }^{\,5)}$ ，$\boxed{}^{\,6)}$ ，$\boxed{}^{\,7)}\boxed{}^{\,8)}$ である。

(2) 右図のような1辺の長さが $\sqrt{2}$ の正八面体 ABCDEF

を，直線 AF を軸にして回転させるとき，この正八面体

の面および内部が通過する部分の体積は $\dfrac{\boxed{}^{\,9)}}{\boxed{}^{\,10)}}\pi$

であり，この正八面体の面が通過する部分の体積は

$\dfrac{\boxed{}^{\,11)}}{\boxed{}^{\,12)}}\pi$ である。ただし，π は円周率である。

第三問　次の問に答えよ。ただし，$\log_{10} 2 = 0.3010$, $\log_{10} 3 = 0.4771$, $\log_{10} 7 = 0.8451$

とする。

(1) 不等式 $7^{n-1} < 10^{51} \leqq 7^n$ を満たす自然数 n の値は $\boxed{13)}$ $\boxed{14)}$ であり，このとき，

7^n の最高位の数字は $\boxed{15)}$ である。

(2) 点 $(0,\, 12)$ から曲線 $y = x^3 + 2x^2 - 6x + 4$ へ引いた接線の方程式は

$y = -\boxed{16)}\, x + \boxed{17)}\,\boxed{18)}$ であり，その接点の座標は $\left(-\boxed{19)}\, ,\, \boxed{20)}\,\boxed{21)}\right)$

である。

第四問 次の問に答えよ。

(1) $|\vec{a}| = 4$, $|\vec{b}| = 3$ であり，ベクトル $\vec{a} + 2\vec{b}$, $\vec{a} - \vec{b}$ が垂直であるとき，$\vec{a}$ と $\vec{b}$ のなす角を θ $(0° \leqq \theta \leqq 180°)$ とすると，$\sin\theta = \dfrac{\sqrt{\boxed{22)}\,\boxed{23)}}}{\boxed{24)}}$ であり，

$|\vec{a} + 2\vec{b}| = \boxed{25)}\sqrt{\boxed{26)}\,\boxed{27)}}$ である。

(2) 正の偶数を小さい順に並べ，次のように群に分ける。ただし，第 n 群には $(2n-1)$ 個の偶数が入るものとする。

$$2 \mid 4,\ 6,\ 8 \mid 10,\ 12,\ 14,\ 16,\ 18 \mid 20,\ \cdots\cdots$$

第1群　第2群　　　　第3群

このとき，第 10 群の最初の偶数は $\boxed{28)}\,\boxed{29)}\,\boxed{30)}$ であり，第 10 群にあるすべての偶数の和は $\boxed{31)}\,\boxed{32)}\,\boxed{33)}\,\boxed{34)}$ である。

化 学

問題
(40分)

4年度

第 一 問　次の問1～5に答えよ。

問1　互いに同素体ではないものはどれか。最も適切なものを選べ。

[解答番号 1]

1. 斜方硫黄とゴム状硫黄　2. 黄リンと赤リン　3. 水と氷
4. 酸素分子とオゾン分子　5. 黒鉛とフラーレン

問2　次の原子の組み合わせのうち,最外殻電子の数の和が2であるものはどれか。
最も適切なものを選べ。

[解答番号 2]

1. MnとCo　2. CrとCu　3. MgとK
4. NaとNi　5. LiとSc

問3　次の固体のうち,分子結晶はどれか。最も適切なものを選べ。

[解答番号 3]

1. アルミニウム　2. 食塩　3. 石英
4. ダイヤモンド　5. ヨウ素

問4　合金の一種である洋銀の成分金属の中で,最も多く含まれる元素はどれか。
最も適切なものを選べ。

[解答番号 4]

1. Al　2. Fe　3. Cu　4. Ag　5. Sn

問5　二酸化硫黄の硫黄原子の酸化数はどれか。最も適切なものを選べ。

[解答番号 5]

1. -4　2. -2　3. 0　4. +2　5. +4

第 二 問　次の問1〜3に答えよ。ただし，原子量は，H＝1.00，He＝4.00，C＝12.0，O＝16.0，Mg＝24.0，Al＝27.0 とし，気体 1.00 mol の体積は標準状態で 22.4 L とする。

[解答番号 6 〜 9]

問1　ヘリウム 3.00 g と酸素 6.00 g からなる混合気体がある。この混合気体の平均分子量として，最も近い数値を選べ。

[解答番号 6]

1.　6.4　　2.　8.0　　3.　9.6　　4.　11　　5.　12
6.　18　　7.　23　　8.　29　　9.　30　　0.　31

問2　次の文章中の【ア】および【イ】にあてはまる数値として，最も近いものをそれぞれ選べ。

　ある体積の一酸化炭素を完全に燃焼させたところ，標準状態で 20.0 L の二酸化炭素が生じた。この燃焼で消費された酸素の質量は，【ア】g である。このとき，標準状態で比べると，反応によって生じた二酸化炭素の体積は，反応した一酸化炭素と酸素の体積の和の【イ】倍である。

【ア】：[解答番号 7]
【イ】：[解答番号 8]

[【ア】の解答群]
1.　8.0　　2.　14　　3.　16　　4.　25　　5.　28
6.　32　　7.　36　　8.　48　　9.　49　　0.　50
[【イ】の解答群]
1.　0.25　　2.　0.33　　3.　0.50　　4.　0.67　　5.　0.75
6.　1.2　　7.　1.5　　8.　2.0　　9.　2.5　　0.　3.0

問3　マグネシウムとアルミニウムのみからなる合金 7.00 g に十分量の塩酸を加えて完全に反応させたところ，標準状態で 6.72 L の水素が発生した。この合金中に含まれていたアルミニウムの質量の割合〔%〕として，最も近い数値を選べ。

[解答番号 9]

1.　4.3　　2.　6.2　　3.　8.6　　4.　10　　5.　23
6.　46　　7.　58　　8.　91　　9.　94　　0.　96

第 三 問　次の文章を読み，問1～4に答えよ。ただし，原子量は，H＝1.00,
O＝16.0，S＝32.0 とする。

［解答番号　10 ～ 14 ］

　硫酸は【ア】とよばれる方法で工業的に合成される。この方法では，まず硫黄の燃焼により【イ】を得たのち，【ウ】を触媒として空気中で【イ】を酸化し，【エ】をつくる。次に，【エ】を濃硫酸に吸収させて発煙硫酸とし，これを希硫酸で薄めて濃硫酸にする。

問1　【ア】にあてはまる方法として，最も適切なものを選べ。

【ア】：［解答番号　10 ］

1. ハーバー・ボッシュ法　　2. オストワルト法　　　3. 接触法
4. クメン法　　　5. ソルベー法

問2　【イ】および【エ】にあてはまる化合物として，最も適切なものをそれぞれ選べ。

【イ】：［解答番号　11 ］
【エ】：［解答番号　12 ］

1. H_2S　　2. FeS　　3. SO_2　　4. H_2SO_3
5. Na_2SO_3　　6. SO_3　　7. CuS　　8. ZnS

問3　【ウ】にあてはまる触媒として，最も適切なものを選べ。

【ウ】：［解答番号　13 ］

1. Ag　　2. I_2　　3. Ni　　4. Cu
5. V_2O_5　　6. MnO_2　　7. Ag_2O　　8. ZnO

問4　硫黄 2.00 kg をすべて硫酸に変換したとき，生成する硫酸（H_2SO_4）の質量〔kg〕として，最も近い数値を選べ。

［解答番号　14 ］

1. 1.1　　2. 3.0　　3. 4.1　　4. 6.1　　5. 8.3
6. 11　　7. 22　　8. 41　　9. 61　　0. 83

第　四　問　　　次の文章を読み，問1〜4に答えよ。ただし，$\log_{10} 2 = 0.30$,
$\log_{10} 3 = 0.48$，$\log_{10} 5 = 0.70$ とする。

[解答番号　15 〜 21]

　ある弱酸 HA は水溶液中で式 (1) のような電離平衡を示す。

$$\text{HA} \rightleftharpoons \text{H}^+ + \text{A}^- \quad \cdots (1)$$

　平衡状態における HA のモル濃度を [HA]，H^+ のモル濃度を $[\text{H}^+]$，A^- のモル濃度を
[A$^-$] とすると，式 (1) の電離定数 K_a は式 (2) で与えられる。

$$K_a = \frac{【ア】}{【イ】} \quad \cdots (2)$$

　水溶液中の HA の初濃度〔mol/L〕を c，HA の電離度を α とすると，
この水溶液が平衡状態に達したときの各物質のモル濃度は，[HA]＝【ウ】mol/L,
$[\text{H}^+]=[\text{A}^-]=$【エ】mol/L と表されるため，式 (2) は式 (3) で表される。

$$K_a = \frac{【オ】}{1 - \alpha} \quad \cdots (3)$$

　HA は弱酸であることから α は 1 に比べて極めて小さく，$1 - \alpha \fallingdotseq 1$ と近似できる。
この関係を式 (3) に適用すると式 (4) が得られる。

$$\alpha = 【カ】 \quad \cdots (4)$$

　この HA の K_a は，25℃において 2.0×10^{-5} mol/L である。0.20 mol/L の HA 水溶液を
つくり，25℃で平衡状態におくと，この溶液の pH は，【キ】となる。

問1　　　【ア】および【イ】にあてはまる選択肢として，最も適切なものをそれぞれ
　　　　選べ。

【ア】：[解答番号　15]
【イ】：[解答番号　16]

1.　$[\text{H}^+]$　　　2.　$[\text{A}^-]$　　　3.　[HA]　　　4.　$[\text{H}^+][\text{HA}]$
5.　$[\text{A}^-][\text{HA}]$　　6.　$[\text{H}^+][\text{A}^-]$　　7.　$[\text{HA}]^2$　　8.　1

問2　【ウ】，【エ】および【オ】にあてはまる選択肢として，最も適切なものを
それぞれ選べ。

【ウ】：[解答番号 $\boxed{17}$]

【エ】：[解答番号 $\boxed{18}$]

【オ】：[解答番号 $\boxed{19}$]

1.　$1-\alpha$　　　2.　$1-\alpha^2$　　　3.　α　　　4.　α^2

5.　$c(1-\alpha)$　　6.　$c(1-\alpha)^2$　　7.　$c\,\alpha$　　8.　$c\,\alpha^2$

問3　【カ】にあてはまる選択肢として，最も適切なものを選べ。

【カ】：[解答番号 $\boxed{20}$]

1.　K_a　　　2.　$\sqrt{K_a}$　　　3.　$K_a^{\,2}$　　　4.　$\dfrac{K_a}{c}$　　　5.　$\sqrt{\dfrac{K_a}{c}}$

6.　$\dfrac{K_a^{\,2}}{c^2}$　　　7.　cK_a　　　8.　c^2K_a　　　9.　$cK_a^{\,2}$　　　0.　c

問4　【キ】にあてはまる数値として，最も近いものを選べ。

【キ】：[解答番号 $\boxed{21}$]

1.　2.3　　　2.　2.5　　　3.　2.7　　　4.　3.3　　　5.　3.5

6.　3.7　　　7.　4.3　　　8.　4.5　　　9.　4.7

第　五　問　　次の文章を読み，問1〜6に答えよ。ただし，原子量は，H＝1.00，
C＝12.0, Cl＝35.5, Br＝80.0 とする。

〔解答番号　22　〜　28　〕

　アルカンは，臭素 Br_2 や塩素 Cl_2 などのハロゲンの単体と混合しただけでは反応しないが，混合物に光を照射すると【ア】反応が進行する。たとえば，(a)ブタンと臭素が反応すると，ブタンの水素原子が臭素原子に次々に【ア】される。

　アルケンやアルキンの不飽和結合には，ほかの原子や原子団が結合しやすい。このような反応を【イ】反応という。たとえば，アセチレンに触媒を用いて塩化水素を【イ】させると，塩化ビニルが生成する。一方，硫酸水銀(II)などの存在下でアセチレンと水が【イ】反応を起こすと，不安定なビニルアルコールを経て，【ウ】が生成する。

　ベンゼンなどの芳香族炭化水素は不飽和結合を有するが，【イ】反応よりも【ア】反応の方が起こりやすい。たとえば，フェノールに臭素水を十分に加えると，化合物 A の白色沈殿が生じる。一方，(b)ベンゼンと塩素の混合物に紫外線を照射した場合は【イ】反応が起こり，ヘキサクロロシクロヘキサンが生成する。

問1　【ア】および【イ】にあてはまる語句として，最も適切なものをそれぞれ選べ。

【ア】：〔解答番号　22　〕
【イ】：〔解答番号　23　〕

1.　重合　　　2.　付加　　　3.　還元　　　4.　分解
5.　脱水　　　6.　脱離　　　7.　置換　　　8.　縮合

問2　【ウ】にあてはまる化合物名として，最も適切なものを選べ。

【ウ】：〔解答番号　24　〕

1.　ホルムアルデヒド　　2.　ポリエチレン　　3.　メタノール
4.　アセトアルデヒド　　5.　アセトン　　　　6.　エタノール
7.　プロピオンアルデヒド　8.　酢酸　　　　　　9.　フェノール

問3　下線部(a)により生成する分子式 $C_4H_8Br_2$ をもつ直鎖状の化合物には，何種類の構造異性体が考えられるか。その最大数として，正しいものを選べ。

〔解答番号　25　〕

1.　1　　　2.　2　　　3.　3　　　4.　4　　　5.　5
6.　6　　　7.　7　　　8.　8　　　9.　9　　　0.　10

問4 問3の分子式 $C_4H_8Br_2$ をもつ直鎖状の化合物の構造異性体の中で，不斉炭素原子をもつ構造異性体の最大数として，正しいものを選べ。

[解答番号 26]

1. 1　　2. 2　　3. 3　　4. 4　　5. 5
6. 6　　7. 7　　8. 8　　9. 9　　0. 10

問5 化合物Aの構造として，最も適切なものを選べ。

[解答番号 27]

1　　　2　　　3　　　4　　　5　　　6

問6 31.2 gのベンゼンを用いて下線部(b)の反応を行い，すべてヘキサクロロシクロヘキサンに変換した。このとき反応で消費された塩素 Cl_2 の物質量〔mol〕として，最も近い数値を選べ。

[解答番号 28]

1. 0.200　　2. 0.400　　3. 0.600　　4. 0.800　　5. 1.00
6. 1.20　　7. 1.40　　8. 1.60　　9. 1.80　　0. 2.00

第　六　問　　　次の文章を読み，問1～3に答えよ。

　グルコースは水に溶けやすい。これは，その分子中に多数の【ア】を含むことに起因する。グルコースを水に溶かすと，やがて，3種類の異性体が平衡状態で存在するようになる。このうち，鎖状構造に変化したものは【イ】をもつため，グルコースは銀鏡反応を示す。

　グルコースを含む多糖類として，【ウ】や【エ】，デンプンなどがある。【ウ】は，グルコースが β-1,4-グリコシド結合で重合したものである。【エ】は，動物体内にて α-グルコースより生合成され，肝臓や筋肉に貯蔵される。デンプンは，グルコースが α-1,4-グリコシド結合で重合した【オ】と，グルコースが α-1,4-グリコシド結合と α-1,6-グリコシド結合で重合した【カ】で構成されている。

問1　　　【ア】および【イ】にあてはまる語句として，最も適切なものをそれぞれ選べ。

【ア】：〔解答番号　29　〕
【イ】：〔解答番号　30　〕

1.　アゾ基　　　　　2.　アミノ基　　　　3.　エーテル結合
4.　エステル結合　　5.　カルボキシ基　　6.　スルホ基
7.　ニトロ基　　　　8.　ヒドロキシ基　　9.　ホルミル基

問2　　　【ウ】～【カ】にあてはまる語句として，最も適切なものをそれぞれ選べ。

【ウ】：〔解答番号　31　〕
【エ】：〔解答番号　32　〕
【オ】：〔解答番号　33　〕
【カ】：〔解答番号　34　〕

1.　アミロース　　　2.　アミロペクチン　3.　グリコーゲン
4.　セルロース　　　5.　セロビオース　　6.　デキストリン
7.　トレハロース　　8.　マルトース　　　9.　ラクトース

問3　グルコースに関する記述 a ～ e のうち，正しいものの組み合わせを1つ選べ。

[解答番号　35　]

a. 25℃にてグルコースを水に溶かすと，やがて，α-グルコースの割合が最も高くなる。

b. グルコースを完全にアルコール発酵させると，グルコース1分子あたりエタノール3分子が生じる。

c. グルコースは，フルクトースの構造異性体である。

d. α-グルコースは，α-ガラクトースの立体異性体である。

e. グルコースは，RNA（リボ核酸）の構成成分である。

1. a と b　　　2. a と c　　　3. a と d　　　4. a と e
5. b と c　　　6. b と d　　　7. b と e　　　8. c と d
9. c と e　　　0. d と e

英　語

解答　　4年度

I

〔解答〕

1. 2　　2. 2　　3. 4　　4. 3
5. 2　　6. 4　　7. 3　　8. 2

〔出題者が求めたポイント〕

四択空所補充(慣用表現)

〔解答のプロセス〕

1. cope with 〜「〜に対処する」
2. give someone feedback「(人)に意見・感想を述べる」
3. subscribe to 〜「〜を予約購読する」
4. be in short supply「供給不足である」
5. come into effect「［法律が］効力を発する」
6. at first sight「一見したところ」
7. be reluctant to do 〜「〜するのに気が進まない」
8. give someone a clue「(人)にヒント・手がかりを与える」

II

〔解答〕

1. 4　　2. 1　　3. 3

〔出題者が求めたポイント〕

下線部言い換え(語彙)

〔解答のプロセス〕

1. promising「前途有望な」　talented「才能ある」
2. pilot「試験的な」　experimental「実験的な」
3. come to terms with 〜「〜と折り合いがつく」
   reach an agreement with 〜「〜と合意に達する、意見が一致する」

III

〔解答〕

1. 3　　2. 4　　3. 3

〔出題者が求めたポイント〕

下線部正誤判定

〔解答のプロセス〕

1. not so as to do 〜 ⟶ so as not to do 〜「〜しないように」to不定詞句の否定語の位置は to の直前。
2. already ⟶ yet 否定文で、not の後なので、already を yet に直す。not yet 〜「まだ〜ない」
3. among ⟶ between 自宅と職場の間なので、三者間の among ではなく、二者間の between を用いる。

IV

〔解答〕

1. 4　　2. 1　　3. 2

〔出題者が求めたポイント〕

会話文(適文選択)

〔解答のプロセス〕

1. Why don't you 〜？「〜するのはどうか」
2. Thanks anyway「いずれにしても、ありがとう」は、相手の答えが実際には役に立たなかったけれど、それでも感謝の気持ちを伝えたい時の表現。
3. Do you mind doing 〜？「〜してくれる」の依頼表現は「〜するのを気にするか」という意味なので、同意する場合、「気にしません＝いいですよ」となり、否定語で答える。

〔全訳〕

(1)
A：この大学の卒業後、何をしたいの？
B：癌細胞を狙い撃ちする新たな医薬品候補を開発するために製薬会社で働きたいんだ。
A：(それじゃあ、もっと勉強したらどう？)

(2)
A：スーの居場所知ってる？
B：ごめん、知らないんだ。
A：かまわないよ。いつ戻ってくるかはわからないよね？
B：うん、悪いけど、わからないよ。
A：大丈夫。(ありがとう)

(3)
A：コンピューターに詳しい？このプログラムが動かないみたいなんだ。
B：まあ、以前プログラミングの会社で働いてたけどね。
A：すごいね！これ直してくれるかな？
B：(いいよ、でもこの仕事が終わるまで待ってくれる？)

V

〔解答〕

(A) ア 1　イ 3　ウ 2　エ 1
(B) オ 2　カ 4　キ 1

〔出題者が求めたポイント〕

空所補充(語彙)

〔解答のプロセス〕

(A)
ア be careful not to do 〜「〜しないよう気をつける」
イ However「しかし」
ウ maintain 〜「〜を維持する」
エ the absence of 〜「〜の欠如」

(B)
オ not「そうではない」先行する句、節の代用

カ patient「患者」
キ correct「正しい、適切な」

〔全訳（下線部が正解の対応箇所）〕

(A)

果物には、水分、ミネラル、繊維質、多くのビタミン、そして抗酸化剤が含まれる。果物は栄養素の重要な摂取源だが、当然ながら糖分を含んでいるので、あまり取りすぎないように(ア)注意する必要がある。一般的に、健康的な食事の一部として果物を取ることは、糖尿病になる危険を高めることにはならない。(イ)しかしながら、推奨されている一日の許容量を超えて取ることは害になる可能性がある。毎日適量の果物を摂取することは血糖値(のコントロール)を正常に(ウ)維持し、糖尿病を防ぐのに役立つ可能性があることを最近の研究は示している。フルーツジュースを飲んでも、必ずしも同様の効果は得られないのは、市販のフルーツジュースは糖分が多く、繊維質やたんぱく質が(エ)ないからである。糖分は十分な繊維質をふくんでいないので、急速に吸収される。糖分を含まない生野菜ジュースは、ある種の糖尿病の症状を逆転させるのに役立つことが示されている。

(B)

医者はこの地上では神にかなわない、と古いことわざにある。このような神に対する劣等感は今日の医者にも当てはまるのだろうか。おそらくは、(オ)そうではないだろう。医者はあらゆる命を救おうとするが、多くの場合、自分の無力さを感じている。このような意識の原因は必ずしも医者自身あるいは医者の自尊心というわけではない。(カ)患者は医者に神のごとき力を期待し、常に正しい答えを求め、現在も求めている。しかし現実世界では、医者もただの人間であり、その答えが常に(キ)正しいとは限らない。

Ⅵ

〔解答〕

1.4 2.4 3.1 4.2

〔出題者が求めたポイント〕

内容把握(選択)

〔解答のプロセス〕

1. 設問「なぜ人々は精神科医と心理学者を混同するのか」
　1.「精神科医と心理学者の責任は同じである」
　2.「彼らの職名が同じに聞こえないのは仕事が全く違うからである」
　3.「精神科医はまだ心理学者としては認められていない」
　4.「その二つの職業には共通点がいくつかある」
2. 設問「心理学者として働くのに医師免許は必要か」
　1.「はい、精神科医は開業医になるための国家試験に合格する必要がある」
　2.「必要ないが、実際、大部分の心理学者は医師免許を持つ医者である」
　3.「はい、しかし心理学者は博士号があっても医師

の肩書は名乗れない」
　4.「いいえ、そして博士号を持つ心理学者だとしても医師ではない」
3. 設問「本文によれば、薬の処方について以下の選択肢のどれが正解か」
　1.「精神科医しか薬を処方できない」
　2.「精神科医と心理学者のどちらも薬を処方する」
　3.「心理学者は医師としての訓練の経験があるので、薬を処方できる」
　4.「精神科医と心理学者のどちらも薬を処方できない」
4. 設問「本文で言及されていないものは以下の選択肢のどれか」
　設問「以下の選択肢のうち、本文に言されていないのはどれか」
　1.「心理学者は患者を助けるのに、主に対話療法を行う」
　2.「心理学者の職業は様々あり、その収入も様々である」
　3.「精神科医は患者が適切な心理学者を見つけるのを助ける場合がある」
　4.「心理学者は、心の病を持つ患者の医療行為を行う病精神科医と密に協力する」
　①は第3段落に、③、④は第5段落にそれぞれ言及されている。

〔全訳（下線部が選択肢の対応文）〕

精神科医と心理学者の違いは何か。(1)精神科医と心理学者は同じように聞こえ、どちらも心の病を抱える人々を扱うので、多くの人が両者を混同してしまっている。だが、両者は同じではない。その主な違いは、学歴(受ける教育課程)、提供する治療、および治療における役割の三つである。

その職業に就くための第一歩が大学である。精神科医は医学部に通い、医者になって、精神状態についての特別な訓練を受ける。医者の免許を取得するためには、国家試験に受からなければならない。心理学者は大学で訓練をうけ、実地経験を踏む。(2)博士号を取れば、ドクターと呼ばれるが、医者ではない。

患者の治療に際して、精神科医は、個別の問題と最大効果に応じて、様々なサービスを提供する。これらは、薬物治療、体調・処方薬の効き目のチェックなどの一般的医療行為、心理療法、脳刺激療法などである。(3)精神科医は医者なので、薬を処方することができる。対照的に、心理学者は心の病の治療に通常、対話療法を用いる。心理学者は、他の医療サービス提供者とともに、専門的な助言を与えることもある。

心理学者は、医療の必要性、心理的な必要性、社会的必要性について考慮する必要がある人々を扱う傾向がある。そういう人々は、一般に劣等感を抱えている。例えば、自殺未遂や自殺願望がある人は通常、精神科医の担当である。心理学者が扱う可能性が高いのは、心理療法、主に対話療法による治療が効果的な症状の人々である。

これらはおそらく、行動障害、学習障害、うつ、不安などを持つ人々であろう。

　精神科医と心理学者には違いがある一方で、重なる点もかなりあり、両者は密に協力することが多い。精神科医が最初の評価と診断を下し、その後の心理的治療のため、心理学者の下に患者を送る場合もあるだろう。彼らは病院で、精神医療のチームとして協力するのである。

Ⅶ

〔解答〕

1. 3　　2. 1

〔**出題者が求めたポイント**〕

内容把握（空所補充・内容一致）

〔**解答のプロセス**〕

1．induce 〜「〜を引き起こす」

2．問題文「本文によれば、以下の選択肢のうち正しいものはどれか」

　　1.「ワクチン接種が引き起こす免疫応答は免疫原性の一例である」

　　2.「ワクチン接種は腸内細菌叢の状態を向上させ、アレルギー反応の予防に役立つ」

　　3.「ワクチン効果は、世界中の地域の人々や集団の違いを超えて持続する」

　　4.「栄養の不均衡は、免疫系がワクチンに適切に反応する環境を創り出す」

〔**全訳（下線部は選択肢の対応箇所）**〕

　免疫原性は、異物が体内で免疫応答を引き起こす能力である。体が感染の危険を察知すると、免疫系が活発化し、攻撃を開始する。ワクチン注射は特定の病気に対する有効な免疫応答(1)を引き起こすことになり、将来的にウィルスにさらされることから体を守る。過去においては、大規模なワクチン計画により天然痘を地球上からなくすことに成功した。ワクチン接種は、人によっては感染症による病気を避けるのに役立つ人が多くいる一方で、なかにはアレルギー反応を起こしやすい体質になってしまう人もいる。

　ワクチンに対する免疫応答は、異なる起源をもつ民族や様々な集団で、1人1人異なる。様々な要因がワクチンの効果と免疫原性に影響する可能性がある。最近、動物の臨床研究から得られた証拠がいくつか提示され、腸内の細菌叢の構成と機能がワクチンへの免疫応答を変える重要な要因であることを、その結果は示している。

　腸内の細菌叢の分析は、集団免疫を確実にするための、体内の免疫細胞の発達に重要な役割を果たす。細菌叢、腸内栄養素、個人の免疫の相互作用が、病気の原因となるいくつかのウィルスに対するワクチンの有効性を維持するのに役立つ。したがって、栄養素の不均衡は、細菌叢の邪魔をして、免疫力の効果を下げてしまう。いくつかのワクチンに対する防御反応が様々なのは、健康な細菌叢が個人個人で違っていることが原因である。

数 学

解答 4年度

第一問

〔解答〕

(1)

1	2	3	4
3	6	3	6

〔出題者が求めたポイント〕

図形と計量

底面の円の直径を AB とし，
円の中心を O，円錐の頂点を
C，内接する球の中心を P とし，
内接する球と AC，BC の接点
を D，E とする。
内接球の半径 r とする

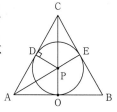

$$CO^2 = AC^2 - AO^2$$
$$\triangle APD \equiv \triangle APO$$
$$DC^2 + DP^2 = CP^2$$
$$DP = r, \quad CP = CO - r$$

球の表面積 $4\pi r^2$，球の体積 $\dfrac{4}{3}\pi r^3$

〔解答のプロセス〕

底面の円の直径を AB とし，円の中心を O，円錐の頂
点を C，内接する球の中心を P とし，内接する球と
AC，BC の接点を D，E とする。
$$CO^2 = 10^2 - 6^2 = 64 \quad \text{より} \quad CO = 8$$
内接球の半径を r とする。
$$DP = r, \quad CD = 10 - 6 = 4, \quad CP = 8 - r$$
$$r^2 + 4^2 = (8 - r)^2$$
$$r^2 + 16 = 64 - 16r + r^2 \quad \text{より} \quad r = 3$$
球の表面積，$4\pi r^2 = 36\pi$

球の体積，$\dfrac{4}{3}\pi r^3 = 36\pi$

第二問

〔解答〕

(1)

5	6	7	8
1	9	3	1

(2)

9	10	11	12
2	3	1	3

〔出題者が求めたポイント〕

(1) 式の計算
$$\sqrt{63 + n^2} = k \text{ とおく。}$$

(2) 図形と計量
底面が半径 r の円で高さが h の円錐の体積 V は，
$$V = \frac{1}{3}\pi r^2 h$$

BD と CE の交点を G をする。
体積は，$r = $ BG，$h = $ AG，上下より 2V
空洞は，$r = \dfrac{CD}{2}$，$h = $ AG，上下より 2V

〔解答のプロセス〕

(1) $\sqrt{63 + n^2} = k$ とおく。(k は自然数)
$$63 + n^2 = k^2 \quad \text{より} \quad (k + n)(k - n) = 63$$
$$k + n > k - n \quad \text{より}$$
$$(k + n, \ k - n) = (63, \ 1)(21, \ 3)(9, \ 7)$$
$$(k, \ n) = (32, \ 31)(12, \ 9)(8, \ 1)$$
よって $n = 1, \ 9, \ 31$

(2) BD と CE の交点を G とする。
$$BD^2 = \sqrt{2}^2 + \sqrt{2}^2 = 4 \quad \text{より} \quad BD = 2, \ BG = 1$$
$$AG^2 = AB^2 - BG^2 = \sqrt{2}^2 - 1^2 = 1 \quad \text{より} \quad AG = 1$$
この正八面体の面および内部が通過する部分の体積
は，$2\left(\dfrac{1}{3}\pi \cdot 1^2 \cdot 1\right) = \dfrac{2}{3}\pi$

中の空洞となるのは，半径が $\dfrac{BC}{2} = \dfrac{\sqrt{2}}{2}$

体積は，$2\left(\dfrac{1}{3}\pi \cdot \left(\dfrac{\sqrt{2}}{2}\right)^2 \cdot 1\right) = \dfrac{2}{6}\pi = \dfrac{1}{3}\pi$

この正八面体の面が通過する部分の体積は，
$$\frac{2}{3}\pi - \frac{1}{3}\pi = \frac{1}{3}\pi$$

第三問

〔解答〕

(1)

13	14	15
6	1	3

(2)

16	17	18	19	20	21
2	1	2	2	1	6

〔出題者が求めたポイント〕

(1) 対数関数
与えられた不等式を常用対数の真数にとる。
$$c > 1 \text{ のとき，} M > N \Leftrightarrow \log_c M > \log_c N$$
$$\log_{10} n^r = r \log_{10} n$$
$\log_{10} 7^r = k + x$ (k 自然数，$0 \leq x < 1$) となり，
$\log_{10} m \leq x < \log_{10}(m + 1)$ (m 自然数)
のとき最高位数字は m である。

(2) 微分法
$y = f(x)$ の上の $x = t$ を接点とする接線の方程式は，
$$y = f'(t)(x - t) + f(t)$$
通る点を x，y に代入して，t を求める。

〔解答のプロセス〕

(1) 不等式を常用対数の真数にとる。
$$\log_{10} 7^{n-1} < \log_{10} 10^{51} \leq \log_{10} 7^n$$
$$(n - 1)\log_{10} 7 < 51, \quad 51 \leq n\log_{10} 7$$
$$0.8451(n - 1) < 51, \quad 51 < 0.8451n$$
$$n < 61.34\cdots, \quad 60.34\cdots \leq n$$
$$60.34\cdots \leq n < 61.34\cdots \quad \text{より} \quad n = 61$$
$$\log_{10} 7^{61} = 61 \times 0.8451 = 51.551$$
$$\log_{10} 4 = 2\log_{10} 2 = 0.602, \quad \log_{10} 3 = 0.4771$$
よって，$\log_{10} 3 < 0.551 < \log_{10} 4$
従って，最高位の数字は 3。

(2) $y' = 3x^2 + 4x - 6$

接点の x 座標を t とすると，接線の方程式は
$y = (3t^2 + 4t - 6)(x - t) + t^3 + 2t^2 - 6t + 4$
$y = (3t^2 + 4t - 6)x - 2t^3 - 2t^2 + 4$
$(0,\ 12)$ を通るので， $-2t^3 - 2t^2 + 4 = 12$
$-2(t^3 + t^2 + 4) = 0$ より
$-2(t + 2)(t^2 - t + 2) = 0$
$t^2 - t + 2 = 0$ は $D < 0$ より実数解はない。
従って， $t = -2$
$y = (12 - 8 - 6)x + 16 - 8 + 4 = -2x + 12$
$y = -2(-2) + 12 = 16$　接点 $(-2,\ 16)$

$$\frac{(164 + 200) \times 19}{2} = 3458$$

第四問
〔解答〕

(1)
22	23	24	25	26	27
3	5	6	2	1	5

(2)
28	29	30	31	32	33	34
1	6	4	3	4	5	8

〔出題者が求めたポイント〕

(1)　ベクトル
$(\vec{a} + 2\vec{b}) \perp (\vec{a} - \vec{b}) \Leftrightarrow (\vec{a} + 2\vec{b}) \cdot (\vec{a} - \vec{b}) = 0$
より $\vec{a} \cdot \vec{b}$ の値を求める。
$\vec{a} \cdot \vec{b} = |\vec{a}||\vec{b}|\cos\theta$
$\sin\theta = \sqrt{1 - \cos^2\theta}$
$|\vec{a} + 2\vec{b}|^2 = (\vec{a} + 2\vec{b}) \cdot (\vec{a} + 2\vec{b})$ を計算する。

(2)　数列
第 n 群の項の数が $(2n - 1)$ 個の項があるので，初項から第 n 群の最終項までの項の数は， $\displaystyle\sum_{k=1}^{n}(2k - 1)$

$\displaystyle\sum_{k=1}^{n} k = \frac{n(n+1)}{2}$, $\displaystyle\sum_{k=1}^{n} C = Cn$

第 10 群の最初の値を a，最終項の値を b とすると，
第 10 群のすべての和は， $\dfrac{(a + b)(2 \times 10 - 1)}{2}$

〔解答のプロセス〕

(1)　$(\vec{a} + 2\vec{b}) \cdot (\vec{a} - \vec{b}) = 0$
$|\vec{a}|^2 + \vec{a} \cdot \vec{b} - 2|\vec{b}|^2 = 0$
$16 + \vec{a} \cdot \vec{b} - 18 = 0$ より　$\vec{a} \cdot \vec{b} = 2$

$\vec{a} \cdot \vec{b} = 4 \cdot 3\cos\theta$ より　$\cos\theta = \dfrac{2}{12} = \dfrac{1}{6}$

$\sin\theta = \sqrt{1 - \left(\dfrac{1}{6}\right)^2} = \sqrt{\dfrac{35}{36}} = \dfrac{\sqrt{35}}{6}$

$|\vec{a} + 2\vec{b}|^2 = (\vec{a} + 2\vec{b}) \cdot (\vec{a} + 2\vec{b})$
$\qquad = |\vec{a}|^2 + 4\vec{a} \cdot \vec{b} + 4|\vec{b}|^2 = 60$
$|\vec{a} + 2\vec{b}| = \sqrt{60} = 2\sqrt{15}$

(2)　初項から第 n 群の最終項までの項の数は，
$\displaystyle\sum_{k=1}^{n}(2k - 1) = 2\frac{n(n+1)}{2} - 1n = n^2$
第 10 群の初項は初項から数えて $9^2 + 1 = 82$
よって 82 項目なので偶数の値は　$82 \times 2 = 164$
第 10 群の最終項の値は，$10^2 \times 2 = 200$
第 10 群の項の数は $2 \times 10 - 1 = 19$
第 10 群のすべての偶数の和は，

化 学

解 答

4年度

第一問

〔解答〕

問1 3
問2 2
問3 5
問4 3
問5 5

〔出題者が求めたポイント〕

小問集合

〔解答のプロセス〕

問1 水と氷は H_2O の状態変化であって同素体ではない。そもそも、同素体は単体に限るので化合物である H_2O は含まれない。

問2 Cr と Cu の価電子はいずれも1である。M殻の最大電子数は18であるが実際には3d軌道に入る10と3s・3p軌道に入る8に分かれており、Arで後者の8個が埋まると先にN殻(4s軌道)に2つ入った後で3d軌道に入っていく。これが遷移元素の価電子が2か1になる理由である。Cr と Cu の原子番号はそれぞれ24と29で、一見3d軌道にそれぞれ4個と9個の電子が入るように見えるが、スピンの影響から3d軌道に5個、10個入ったほうが安定になる(この影響はイオン化エネルギーにも表れている)。遷移元素の価電子数が知識として問われるのはかなり稀。

問3 アルミニウムは金属、食塩はイオン結晶、石英(SiO_2 の微結晶)とダイヤモンドは共有結合性結晶。分子結晶はヨウ素。昇華性を持つ分子結晶性の物質としてヨウ素は頻出である。

問4 洋銀とは貨幣にも用いられる銅の合金の一種。日本では100円玉などに用いられている。

第二問

〔解答〕

問6 3
問7 2
問8 4
問9 3

〔出題者が求めたポイント〕

原子量・分子量・式量、化学反応式

〔解答のプロセス〕

問1 ヘリウム(分子量4) $3.00\,g$ と酸素(分子量32) $6.00\,g$ の物質量はそれぞれ $0.75\,mol$、$0.1875\,mol$ なので、

$$\frac{3.00+6.00}{0.75+0.1875}=9.6$$

問2 生成した二酸化炭素と消費される酸素の体積比は $2:1$ なので、消費された酸素の質量は

$$\frac{10.0}{22.4}\times32=14.2\cdots$$

また、(生成する二酸化炭素):(反応した酸素＋二酸化炭素)$=2:3$ なので、$\frac{2}{3}=0.666\cdots$

問3 マグネシウムとアルミニウムの塩酸との化学反応式はそれぞれ

$$Mg+2HCl\longrightarrow MgCl_2+H_2$$
$$2Al+6HCl\longrightarrow 2AlCl_3+3H_2$$

よって、合金中のマグネシウムとアルミニウムの物質量をそれぞれ $x\,mol$、$y\,mol$ とすれば

$$\begin{cases}24x+27y=7.00\\ x+\dfrac{3}{2}y=\dfrac{6.72}{22.4}\end{cases}$$

これを解いて、求めるアルミニウムの割合(質量%)は

$$\frac{27y}{7.00}=0.0857\cdots$$

第三問

〔解答〕

問10 3
問11 3
問12 6
問13 5
問14 4

〔出題者が求めたポイント〕

無機工業化学(硫酸、接触法)

〔解答のプロセス〕

問4 硫黄 $1\,mol$ から硫酸も $1\,mol$ 作られるので

$$\frac{2.00\times10^3}{32}\times98=6.125$$

第四問

〔解答〕

問15 6
問16 3
問17 5
問18 7
問19 8
問20 5
問21 3

〔出題者が求めたポイント〕

弱酸の電離平衡

教科書通りの内容をなぞるだけである。

〔解答のプロセス〕

問4

$$[H^+]=\sqrt{cK_a}=\sqrt{0.20\times2.0\times10^{-5}}=2.0\times10^{-3}$$
$$pH=-\log_{10}(2.0\times10^{-3})=3-\log_{10}2=2.7$$

第五問

〔解答〕

問22　7
問23　2
問24　4
問25　6
問26　3
問27　1
問28　6

〔出題者が求めたポイント〕

有機化学(脂肪族・芳香族)

〔解答のプロセス〕

問2

　　ビニルアルコール　　アセトアルデヒド
　　（不安定）

　C=C の二重結合にヒドロキシ基がついた構造はエノール形で不安定なので、C-C=O のケト形へと変化する。

問3　問題文に「直鎖状構造」とあることや「ブタンと臭素が反応すると」とあるので、炭素骨格はブタン由来のものであってメチルプロパンの由来のものは考えないとする。

　　ブタン　　　　　メチルプロパン

　ブタンの水素原子を一つ Br 原子で置換したものは2種類考えられるので、もう一つをどこの水素原子と置換するかを考えれば

のようになり、6種類作られることが分かる。

問4　問3の6種類の中で、不斉炭素原子を持つものは3つである。

問5　ヒドロキシ基はオルト・パラ配向性なので、フェノールの臭素置換体(ブロモフェノール)は臭素原子がオルト位とパラ位に置換されたものが作られる。選択肢の中でヒドロキシ基から見たメタ位に臭素が付かず、オルト位とパラ位にのみついているのは1だけである。

問6　$C_6H_6 + 3Cl_2 \longrightarrow C_6H_6Cl_6$
　ベンゼン(分子量 78) 31.2 g は 0.4 mol であるから、反応する塩素は3倍の 1.2 mol である。

第六問

〔解答〕

問29　8
問30　9
問31　4
問32　3
問33　1
問34　2
問35　8

〔出題者が求めたポイント〕

天然有機高分子化合物

〔解答のプロセス〕

問1【ア】　グルコースは1分子中に5個のヒドロキシ基を持ち(環式のα-グルコースの場合)、これが水分子と水素結合を形成することができるので親水性が高い。

【イ】　鎖状のグルコースはアルデヒド型とも呼ばれ、還元性を示す。

問2【ウ】　β-グルコースが多数連なったものがセルロースである。

【エ】　アミロペクチン様の枝分かれ構造を多数持つものがグリコーゲンである。グリコーゲンはグルコースを肝臓や筋肉中に保存するときの形である。

【オ】【カ】　α-グルコースが多数連なったものがアミロース、アミロースに枝分かれ構造を持つものがアミロペクチンである。

令和3年度

問題と解答

令和3年度

英 語

問題

(40分)

3年度

I. 次の各英文の (　　　　) に入る語句として最も適切なものを，それぞれ1から4の中から1つ選び，その番号をマークしなさい。 　【 解答番号 1 ～ 8 】

1. The doctor told me to (　　　　) alcohol and eat a balanced diet.
   1. cut down on
   2. give up about
   3. go around with
   4. take over from　　　1

2. We suggest that no valuables (　　　　) visible inside your car.
   1. are left
   2. be left
   3. left
   4. to be left　　　2

3. You should (　　　　) the employee for the comments made during the meeting.
   1. apologize
   2. apologize against
   3. apologize to
   4. apologize upon　　　3

4. Iris was given to (　　　　) her nails whenever she became irritated.
   1. bite
   2. biting
   3. have bitten
   4. having bitten　　　4

5. The poor little girl was crying (　　　　) pain after she broke her ankle.
   1. as
   2. because
   3. on
   4. with　　　5

6. It is obvious that they are managing the firm only for their own (　　　　), but their subordinates pretend not to have noticed anything.
   1. benefit
   2. conscience
   3. denial
   4. prime　　　6

7. This system is not working properly. I think it needs (　　　　).
   1. being repaired
   2. having repaired
   3. repairing
   4. to repair　　　7

8. The quarterly earnings of this year have been increasing and the latest product news caused shares (　　　　) to $200.
   1. to be risen
   2. to have raised
   3. to raise
   4. to rise　　　8

Ⅱ．次の各英文の下線部の文脈における意味として最も近いものを，それぞれ 1 から 4 の中から 1 つ選び，その番号をマークしなさい。　【 解答番号　9　～　11　】

1.　It was later <u>verified</u> that what he claimed had been right.
　　1.　assumed　　　　　　　　2.　proved
　　3.　refuted　　　　　　　　4.　withheld

　　　　　　　　　　　　　　　　　　　　　　　9

2.　I'm sorry, but our boss is a little <u>tied up</u> at the moment.　He'll be free after lunch.
　　1.　busy　　　　　　　　　　2.　flat
　　3.　hungry　　　　　　　　　4.　upset

　　　　　　　　　　　　　　　　　　　　　　　10

3.　He asked us to <u>turn a blind eye to</u> where he had gone when he was supposed to be in the office.
　　1.　assume　　　　　　　　　2.　ignore
　　3.　pretend　　　　　　　　　4.　witness

　　　　　　　　　　　　　　　　　　　　　　　11

Ⅲ．次の各英文で間違っている箇所を，それぞれ 1 から 4 の中から 1 つ選び，その番号をマークしなさい。　【 解答番号　12　～　14　】

1.　The company has <u>handed over</u> the business to a <u>completely</u> new management
　　　　　　　　　　　　1　　　　　　　　　　　　　　2
　　group to <u>meet with</u> competing global challenges that <u>lie</u> ahead.
　　　　　　　　3　　　　　　　　　　　　　　　　　　4

　　　　　　　　　　　　　　　　　　　　　　　12

2.　<u>Good many</u> people who attended the luncheon meeting yesterday <u>were</u> <u>against</u>
　　　　1　　　　　　　　　　　　　　　　　　　　　　　　　　　2　　　3
　　the idea that the president <u>brought up</u>.
　　　　　　　　　　　　　　　4

　　　　　　　　　　　　　　　　　　　　　　　13

3.　<u>Any of</u> the jobs <u>listed</u> in the <u>classified</u> section of today's paper were even
　　　1　　　　　　　2　　　　　　　3
　　remotely attractive <u>to</u> me.
　　　　　　　　　　　　4

　　　　　　　　　　　　　　　　　　　　　　　14

Ⅳ．次の A と B の会話が一番自然な流れとなるように，（　　　）の中に入る語句として最も適切なものを，それぞれ 1 から 4 の中から 1 つ選び，その番号をマークしなさい。

【 解答番号 | 15 | ～ | 17 | 】

1. A: Where are you going on holiday this year?

   B: I am not sure.　There are so many places I'd like to go.

   A: (　　　)

   1. I want to go there, too.　Can I join you?
   2. Maybe you should go to a travel agent?
   3. I wouldn't want to visit that many places.
   4. That sounds like a good idea.

   | 15 |

2. A: Are you interested in trying out a new cosmetic?　My sister works for a cosmetics company and she wants to give a free sample to some people.

   B: (　　　)

   A: Oh, I had better ask my sister about that.　I will let you know when I find out about it.

   B: Thank you.　I'm looking forward to hearing from you soon.

   1. Do you know how much it is?
   2. Have you already tried it?
   3. Is it okay to use on sensitive skin?
   4. Would it be worth trying on?

   | 16 |

3. A: Do you have a moment to talk privately?

   B: I am on my way to a meeting, but I have a few minutes.　What do you want to talk about?

   A: I have a serious problem concerning another member of staff and I want to ask for your advice.

   B: (　　　)

   1. No problem.　Let's talk about it as a group over lunch in the cafeteria.
   2. Oh, dear.　I am sorry to hear that you have a problem with me.
   3. Okay.　Let's go to the meeting together and make an announcement.
   4. I see.　How about we speak together in my office later?

   | 17 |

Ⅴ. 次の各英文の空欄に入る語として最も適切なものを，それぞれ1から4の中から1つ選び，その番号をマークしなさい。　【 解答番号　18　～　24　】

(A)　The worldwide coronavirus pandemic is putting a tremendous（　ア　）on global healthcare resources.　The World Health Organization* (WHO) has recently reported a（　イ　）decline during January to April of 2020 in immunization against diphtheria*, tetanus*, and whooping cough*.　More than three-quarters of over 80 countries responding to a WHO survey reported that their immunization programs had been（　ウ　）.　The reasons given included a lack of personal protective equipment, travel restrictions, low staffing levels, and a（　エ　）to leave home and attend clinics.　Immunization programs are estimated to save up to 3 million lives every year, but even though more children than ever before receive vaccines*, it is estimated that more than 1.5 million die for lack of immunization.

The World Health Organization*　世界保健機関　　diphtheria*　ジフテリア
tetanus*　破傷風　　whooping cough*　百日咳　　vaccine*　ワクチン

ア	1. distraction	2. restraint	3. strain	4. unhappiness	18
イ	1. beneficial	2. graceful	3. negligible	4. substantial	19
ウ	1. arranged	2. disrupted	3. organized	4. resumed	20
エ	1. courage	2. doubt	3. eagerness	4. reluctance	21

(B)　Human-(　オ　) climate change is having a major impact on the planet.　Over the first six months of 2020, the temperatures in Siberia were more than 5°C above the average for that time of year.　This Siberian heatwave has contributed to raising average global temperatures to the second highest during the period of January to May since records began.　The Arctic is warming at roughly twice the average global rate, and the changes are（　カ　）weather patterns outside the region.　This is due to the jet stream, a ribbon of fast-moving air high up in the atmosphere that helps to move weather systems around the world.　It is thought that this Arctic link is（　キ　）for many extreme weather events, from severe winters to intense summers, as well as floods and storms.

オ	1. deduced	2. fused	3. induced	4. mused	22
カ	1. affecting	2. dropping	3. noticing	4. reporting	23
キ	1. accountable	2. perceivable	3. sustainable	4. viable	24

VI. 次の英文を読み，3つの設問に対して最も適切な答えをそれぞれ1から4の中から1つ選び，その番号をマークしなさい。　　　　【 解答番号 | 25 | ～ | 27 | 】

The microbiome* is one of the most interesting new areas of medical research. It is believed that the trillions of microbes* that live on and in all of us play an important, even determining, role in our mental and physical health. They are thought to influence the growth of our brain, bones, and bodies from childhood and (　　　) the development of physical and mental diseases. If true, it is an area of medical research with potentially far reaching benefits.

For example, scientists in the U.S. have conducted research into the influence of bacteria on the growth of children in Bangladesh.　Researchers identified the main types of bacteria present in a healthy microbiome.　They determined what kinds of foods boosted these bacterial communities in mice and pigs, and then ran trials involving malnourished* Bangladeshi children aged 12-18 months.　They discovered that a diet including bananas, soy, and peanut flour had the best effect.

Research in America and France has also demonstrated that there is a relationship between the microbiome and the relative success of immunotherapy* for cancer patients.　In the French case, it was discovered that the presence of one type of bacteria in particular appeared to have an influence on whether patients responded to the therapy or not.　Boosting levels of this bacteria in mice seemed to similarly boost their response to immunotherapy.

In the American case, researchers discovered that patients with a richer and more diverse microbiome had a better response to immunotherapy.　Furthermore, high levels of two types of bacteria were determined to be beneficial, while another species was detrimental*.　A fecal* transplant was performed to transfer the relevant bacteria to mice, and it was observed that those with the beneficial bacteria had slower growing tumors* than those with the detrimental bacteria.

It is not currently fully understood how the gut* microbiome is related to the brain, but several theories have been proposed.　One possibility is via the vagus nerve*, which connects the brain and gut.　Another is through the nervous system, which has been linked to a number of mental disorders.　It could be to do with how bacteria convert fiber into short chain fatty acids*.　Finally, there is evidence that microbes could be using microRNA to alter the function of our nerve cells.

Regardless of the exact causal relationship, there is growing evidence that the microbiome has a significant effect on our mental health.　A study at a Japanese university reported that mice raised without exposure to microbes produced twice as much stress hormone as normal mice when stressed.　This initial research has led to numerous lines of inquiry into the relationship between the microbiome and the brain. It is hoped that this will lead to new therapies in the future.

microbiome*　マイクロバイオーム，細菌叢，細菌集団，微生物の網羅的解析
microbe*　微生物　　　malnourished*　栄養失調の　　　immunotherapy*　免疫療法
detrimental*　有害な　　　fecal*　便の　　　tumor*　腫瘍　　　gut*　消化器官
vagus nerve*　迷走神経　　　short chain fatty acid*　短鎖脂肪酸

1.　Which of the following would be the most appropriate word to put into the blank in the first paragraph?

　　1. assess

　　2. impact

　　3. justify

　　4. produce

　　　　　　　　　　　　　　　　　　　　　　　　　　　　　　　　　　　25

2.　What was observed about normal mice at a Japanese university?

　　1. They produced twice as much stress hormone as the other mice.

　　2. They had no exposure to microbes having been raised in a clean environment.

　　3. They produced half as much stress hormone as the other mice.

　　4. They were stressed when exposed to microbes in laboratory conditions.

　　　　　　　　　　　　　　　　　　　　　　　　　　　　　　　　　　　26

3.　According to the passage, which of the following is NOT true?

　　1. Scientists have discovered that a diet that includes peanut flour, bananas, and soy is effective in boosting the microbiomes of children with inadequate nutrition.

　　2. The microbiome is important for the growth of the brain, as well as our bodies, and is believed to have an influence from childhood.

　　3. Boosting levels of bacteria observed to be beneficial for patients responding to immunotherapy appeared to be similarly beneficial for mice.

　　4. Scientists completely understand how the gut microbiome influences the brain, and the exact causal relationship is now well known.

　　　　　　　　　　　　　　　　　　　　　　　　　　　　　　　　　　　27

VII. 次の英文を読み，３つの設問に対して最も適切な答えをそれぞれ１から４の中から１つ選び，その番号をマークしなさい。 【 解答番号 　28　 ～ 　30　 】

In the United States, the number of newborn babies decreased for a fifth consecutive year in 2019, bringing the country's birthrate to its lowest level in thirty-three years. The average annual decline has been one percent per year since 2014. The cause of this downward trend is thought to have been the Great Recession.

There has been a general downward trend in births since the Great Recession, the worldwide economic slump that occurred in the late 2000s. Although the U.S. has experienced an unusually long economic expansion since 2009, birth rates have continued to fall. It indicates that the economic recovery does not reflect people's perception of their future prospects. Couples need to feel (　　　) of the years ahead, considering the costs for childcare and education.

Japan also experienced a record-low birth rate in 2019, and the demographic* crisis has been getting worse and worse. In 2019 the number of babies born fell to 864,000, which was a decrease of approximately 5.9 percent compared to the previous year. According to the Ministry of Health, Labour and Welfare*, it was the lowest number recorded in the past 120 years.

South Korea has struggled with low birth rates as well. In 2018 the country's total fertility rate fell from 1.05 to 0.98, which was the lowest figure since the country started keeping records. A fertility rate is the average number of children a typical woman will have in her lifetime. Therefore, this figure indicates that the total births per woman is less than one.

In 2019 the fertility rate in South Korea dropped to 0.92, which is a new consecutive world record low. The rate in the U.S. and Japan was 1.71 and 1.36 respectively. One thing these countries have in common is that, while the birthrate of women in their 20s and early 30s is dropping, it is slightly increasing among women in their early 40s. Although each government has taken measures to halt the declining birthrate, it seems quite difficult to find fundamentally successful ways to resolve this issue.

demographic*　人口統計の　　　Ministry of Health, Labour and Welfare*　厚生労働省

1. Which of the following would be the most appropriate word to put into the blank in the second paragraph?

   1. assured

   2. bewildered

   3. obvious

   4. precarious

28

2. In 2018 approximately how many babies were born in Japan?

   1. 813,000

   2. 907,000

   3. 918,000

   4. 985,000

29

3. According to the passage, which of the following is true?

   1. The United States has been experiencing a general economic decline since the Great Recession.

   2. Japan has been having demographic problems for a long time and suffering from the lowest birthrate in the world.

   3. Once the economy starts steadily going upward, the fertility rates definitely increase.

   4. Although the total number of babies born has been decreasing in the countries mentioned, more women give birth in their 40s nowadays.

30

数　学

問題

（40分）

3年度

第一問　次の問に答えよ。

(1) 整数 x, y が等式 $\left(3 - 2\sqrt{5}\right) x - \left(4 - 2\sqrt{5}\right) y = -8$ を満たすならば,

$$x = \boxed{}^{1)} \ , \ y = \boxed{}^{2)}$$

である。

(2) 座標平面上の 3 点 $(-1,\ -2)$, $(0,\ 1)$, $(1,\ 0)$ を通る放物線を, x 軸方向に 2, y 軸方向に 1 だけ平行移動した放物線の頂点の座標は $\left(\dfrac{\boxed{}^{3)}}{\boxed{}^{4)}},\ \dfrac{\boxed{}^{5)} \boxed{}^{6)}}{\boxed{}^{7)}} \right)$ である。

第二問　　次の問に答えよ。

(1) 自然数 m, n が $1 \leqq m < n \leqq 20$ を満たすとき，$\dfrac{\sqrt{n} + \sqrt{m}}{\sqrt{n} - \sqrt{m}}$ の値が自然数になる

(m, n) の組み合わせは $\boxed{8)}\ \boxed{9)}$ 通りある。

(2) 8 文字 YAKUGAKU を並べかえてできる文字列は全部で $\boxed{10)}\ \boxed{11)}\ \boxed{12)}\ \boxed{13)}$ 通

りあり，そのうち「YAKKA」という文字列を含む文字列は $\boxed{14)}\ \boxed{15)}$ 通りある。

第三問　　次の問に答えよ。

(1) $a > 0$, $b > 0$ および $a^2 + 3a^2b^2 + b^2 = \dfrac{1}{3}$ が成り立つとき，ab の最大値は

$$\dfrac{-\boxed{\text{16)}} + \sqrt{\boxed{\text{17)}}}}{\boxed{\text{18)}}}$$

である。

(2) 正の実数 x, y が $x + 2y = 10$ を満たすとき，$\log_{10} x + \log_{10} y$ の最大値は

$$\log_{10} \dfrac{\boxed{\text{19)}}\ \boxed{\text{20)}}}{\boxed{\text{21)}}}$$

である。

(3) a を実数の定数とし，x についての 3 次方程式 $x^3 - 3x^2 + a - 5 = 0$ が異なる 2 つ

の正の実数解をもつとき，a の値の範囲は $\boxed{\text{22)}} < a < \boxed{\text{23)}}$ である。

第四問　　次の問に答えよ。

(1) 条件 $a_1 = 2,\ 2a_{n+1} = 3a_n - 1$　$(n = 1,\ 2,\ 3,\ \cdots\cdots)$ によって定められる数列 $\{a_n\}$

の初項から第 n 項までの和 S_n は

$$S_n = \sum_{k=1}^{n} a_k = n + \boxed{24)}\left\{\left(\frac{\boxed{25)}}{\boxed{26)}}\right)^n - \boxed{27)}\right\}$$

である。

(2) 座標空間に 3 点 $\mathrm{A}(1,\ 1,\ 1)$, $\mathrm{B}\left(1,\ \dfrac{1}{2},\ 0\right)$, $\mathrm{C}(1,\ 0,\ s)$ があり，$\overrightarrow{\mathrm{AB}}$ と $\overrightarrow{\mathrm{AC}}$ のなす角

が $45°$ であるとき，s の値は $\dfrac{\boxed{28)}}{\boxed{29)}}$ である。

化 学

問題
（40分）

3年度

第 一 問　次の問1〜5に答えよ。　　　［解答番号 1 〜 5 ］

問1　原子核中の陽子数が最も少ないものを選べ。

［解答番号 1 ］

1. Al　　2. F　　3. Mg　　4. Na　　5. O

問2　原子半径が最も小さいものを選べ。

［解答番号 2 ］

1. Al　　2. F　　3. Mg　　4. Na　　5. O

問3　イオン半径が最も小さいものを選べ。

［解答番号 3 ］

1. Al^{3+}　　2. F^-　　3. Mg^{2+}　　4. Na^+　　5. O^{2-}

問4　イオン化エネルギーが最も小さいものを選べ。

［解答番号 4 ］

1. Al　　2. F　　3. Mg　　4. Na　　5. O

問5　電気陰性度が最も大きいものを選べ。

［解答番号 5 ］

1. Al　　2. F　　3. Mg　　4. Na　　5. O

第　二　問　　　次の文章を読み，問1〜3に答えよ。ただし，$\log_{10}2=0.30$，
$\log_{10}3=0.48$，$\log_{10}5=0.70$，$\log_{10}7=0.85$ とし，水のイオン積は，
$K_w=1.0\times10^{-14}\,mol^2/L^2$ とする。

[解答番号　6 〜 8]

　　物質 A は1価の酸で，その電離定数は $K_a=2.00\times10^{-5}\,mol/L$ である。(a)この物質 A の
1.00 mol/L 水溶液 10.0 mL に，ある量の (b)0.100 mol/L の水酸化ナトリウム水溶液を加え，
混合したのち pH を測定した。
　　実験を通して物質 A の電離定数は変化しないものとする。また，混合したのちの水溶液
の体積は，各水溶液の体積の和と等しいものとする。

問1　下線部（a）の水溶液の pH として，最も近い数値を選べ。

[解答番号　6]

　　　　1.　1.0　　　　2.　1.2　　　　3.　1.5　　　　4.　1.8
　　　　5.　2.1　　　　6.　2.4　　　　7.　2.7　　　　8.　3.0
　　　　9.　3.3　　　　0.　3.6

問2　下線部（b）の水酸化ナトリウム水溶液を 50.0 mL 加えたときの pH として，最
　　　も近い数値を選べ。

[解答番号　7]

　　　　1.　2.0　　　　2.　2.3　　　　3.　2.6　　　　4.　2.9
　　　　5.　3.2　　　　6.　3.5　　　　7.　3.8　　　　8.　4.1
　　　　9.　4.4　　　　0.　4.7

問3　下線部（b）の水酸化ナトリウム水溶液を 200.0 mL 加えたときの pH として，最
　　　も近い数値を選べ。

[解答番号　8]

　　　　1.　10.6　　　　2.　10.9　　　　3.　11.2　　　　4.　11.5
　　　　5.　11.8　　　　6.　12.1　　　　7.　12.4　　　　8.　12.7
　　　　9.　13.0　　　　0.　13.3

第 三 問　　次の文章を読み，問1～3に答えよ。ただし，原子量は，Na＝23.0，Cl＝35.5 とする。

[解答番号 9 ～ 13]

　　正確な 0.100 mol/L の塩化ナトリウム水溶液は，次のように調製する。

　　塩化ナトリウム【ア】g を【イ】に入れ，約 25 mL の純水を加えてよくかき混ぜ，溶かす。この溶液を 500 mL の【ウ】に移し，用いた【イ】に残って付着している塩化ナトリウム水溶液を少量の純水で洗い，この溶液も【ウ】に入れる。次に，【ウ】の標線近くまで純水を加える。液面が標線近くになったら，【エ】を用いてゆっくりと標線まで純水を入れ，よく振って均一にする。

問1　　【ア】にあてはまる数値として，最も近いものを選べ。

[解答番号 9]

　　1．0.731　　　2．1.46　　　3．2.93　　　4．5.85　　　5．7.31
　　6．11.7　　　　7．14.6　　　8．23.4　　　9．29.3　　　0．58.5

問2　　【イ】，【ウ】および【エ】にあてはまるガラス器具として，最も適切なものをそれぞれ選べ。

【イ】：[解答番号 10]
【ウ】：[解答番号 11]
【エ】：[解答番号 12]

　　1．枝つきフラスコ　　　2．駒込ピペット　　　3．ビーカー
　　4．ビュレット　　　　　5．ホールピペット　　　6．メートルグラス
　　7．メスシリンダー　　　8．メスフラスコ　　　　9．ろうと

問3　　下線部の操作において，液面の状態および標線への液面の合わせ方として，最も適切なものを選べ。ただし，図はガラス器具【ウ】の標線付近を横から見た模式図である。また，図中の点線は液面を表し，右側の白抜き矢印は標線に対する目の高さを表すものとする。

[解答番号 13]

標線 →

　　　1　　　　　　2　　　　　　3　　　　　　4

第　四　問　　　次の文章を読み，問1～3に答えよ。ただし，原子量は，Cu＝63.5，
　　　　　　　　Zn＝65.4，ファラデー定数は，F＝9.65×10⁴ C/mol とする。

〔解答番号　14　～　16　〕

　亜鉛板を浸した硫酸亜鉛水溶液と，銅板を浸した硫酸銅（Ⅱ）水溶液を素焼き板で仕切り，両金属板を導線で結ぶと電流が流れた。この電池は【ア】と呼ばれる。

問1　【ア】にあてはまる語句として，最も適切なものを選べ。

〔解答番号　14　〕

　　1.　マンガン乾電池　　　2.　アルカリマンガン乾電池　　3.　ダニエル電池
　　4.　燃料電池　　　　　　5.　ボルタ電池　　　　　　　　　6.　鉛蓄電池

問2　この電池が 7720 C の電気量を放電したとき，正極板に析出する金属の質量〔g〕として，最も近い数値を選べ。

〔解答番号　15　〕

　　1.　0.262　　　2.　0.508　　　3.　1.02　　　4.　2.54　　　5.　2.62
　　6.　5.08　　　　7.　5.23　　　8.　10.2　　　9.　10.5　　　0.　12.3

問3　この電池を長時間放電させるためには，硫酸亜鉛水溶液と硫酸銅（Ⅱ）水溶液の濃度をそれぞれどう変えればよいか。最も適切なものを選べ。

〔解答番号　16　〕

　　1.　両方の水溶液の濃度を小さくする。
　　2.　硫酸亜鉛水溶液の濃度を大きく，硫酸銅（Ⅱ）水溶液の濃度を小さくする。
　　3.　硫酸亜鉛水溶液の濃度を小さく，硫酸銅（Ⅱ）水溶液の濃度を大きくする。
　　4.　どちらの水溶液の濃度を変えても，放電時間は変わらない。

第　五　問　　次の文章を読み，問1〜4に答えよ。ただし，原子量は，N＝14，
　　　　　　　O＝16，Na＝23，Al＝27，Ca＝40，Zn＝65，Ag＝108，Pb＝207 と
　　　　　　　する。　　　　　　　　　　　　　　　　　〔解答番号　17　〜　25　〕

　　金属元素 A〜F は，Ag，Al，Ca，Na，Pb，Zn のいずれかである。金属元素 A，B
の単体は，常温の水と反応し，水素を発生して水酸化物になる。金属元素 A の単体は，
空気中の酸素や水蒸気と反応しやすいため，通常，灯油（石油）中などに保存する。金
属元素 B の塩化物水溶液を白金線に浸して炎色反応を調べると，橙赤色になる。金属元
素 C，D の単体は，塩酸に溶解し，それぞれの水溶液にアンモニア水を加えていくと沈
殿が生じる。さらに，過剰のアンモニア水を加えると，金属元素 C の化合物の沈殿のみ
溶解する。金属元素 E，F の単体をそれぞれ硝酸に溶解させたのち，これらの水溶液に
希塩酸を加えると沈殿が生じる。沈殿生成後にそれぞれを加熱すると，金属元素 E の化
合物の沈殿のみが溶解する。

問1　　金属元素 A〜F として，正しいものをそれぞれ1つ選べ。

　　　　　　　　　　　　　　　　　　　　　　　金属元素 A：〔解答番号　17　〕
　　　　　　　　　　　　　　　　　　　　　　　金属元素 B：〔解答番号　18　〕
　　　　　　　　　　　　　　　　　　　　　　　金属元素 C：〔解答番号　19　〕
　　　　　　　　　　　　　　　　　　　　　　　金属元素 D：〔解答番号　20　〕
　　　　　　　　　　　　　　　　　　　　　　　金属元素 E：〔解答番号　21　〕
　　　　　　　　　　　　　　　　　　　　　　　金属元素 F：〔解答番号　22　〕

　　1．Ag　　　2．Al　　　3．Ca　　　4．Na　　　5．Pb　　　6．Zn

問2　　各金属元素に関する記述【ア】〜【カ】のうち，正しいものの組み合わせを1
　　　　つ選べ。

　　　　　　　　　　　　　　　　　　　　　　　　　　　　〔解答番号　23　〕

【ア】金属元素 A は，密度が 1.0 g/cm³ 以下で，比較的やわらかく，酸化力が
　　　強くて酸素と反応しやすい。
【イ】金属元素 B の酸化物は，酸性酸化物であり，酸と反応して塩を形成する。
【ウ】鋼板に金属元素 C の単体をメッキしたものをブリキという。
【エ】金属元素 D の単体は，空気中では，表面に緻密な酸化被膜をつくるため，
　　　内部がさびにくい。
【オ】金属元素 E の単体は，青みを帯びた光沢があり，密度が大きく，放射線の
　　　遮へい材料として用いられる。
【カ】金属元素 F の単体は，酸化力のある塩酸，硝酸や熱濃硫酸に溶ける。

　　1．ア，イ　　　2．ア，ウ　　　3．ア，エ　　　4．イ，ウ　　　5．イ，エ
　　6．ウ，カ　　　7．エ，オ　　　8．エ，カ　　　9．オ，カ　　　0．イ，オ

問3　各金属元素の塩に関する記述【ア】～【オ】のうち，正しいものの組み合わせを 1 つ選べ。

［解答番号　24　］

【ア】金属元素 A の炭酸塩は，水に溶けにくい。

【イ】金属元素 B の炭酸塩を強熱すると酸化物になる。

【ウ】金属元素 D の塩化物水溶液に金属元素 C の単体を入れると，金属元素 D の単体が析出する。

【エ】金属元素 E の硝酸塩水溶液に，少量の水酸化ナトリウム水溶液を加えると沈殿を生じるが，さらに過剰のアンモニア水を加えると沈殿が溶ける。

【オ】金属元素 F の硝酸塩水溶液に，少量のアンモニア水を加えると沈殿を生じるが，さらに過剰のアンモニア水を加えると沈殿が溶ける。

1. ア，イ	**2.** ア，ウ	**3.** ア，エ	**4.** ア，オ	**5.** イ，ウ
6. イ，エ	**7.** イ，オ	**8.** ウ，エ	**9.** ウ，オ	**0.** エ，オ

問4　下線部に関して以下の実験を行った。金属元素 E の硝酸塩 6.62 g を完全に溶解した水溶液 200 mL と，金属元素 F の硝酸塩 32.3 g を完全に溶解した水溶液 200 mL を用意した。それぞれに 0.600 mol/L の塩酸 200 mL を加えたところ，いずれも沈殿が生成した。沈殿した金属元素 E の化合物の物質量を x〔mol〕，沈殿した金属元素 F の化合物の物質量を y〔mol〕としたとき，$\dfrac{y}{x}$ の値として，最も近い数値を選べ。ただし，塩酸を加えることにより生成した金属元素 E と金属元素 F の化合物は，室温での溶解度積が十分に小さく，すべて沈殿したものとする。

［解答番号　25　］

1. 1.0	**2.** 2.0	**3.** 3.0	**4.** 4.0	**5.** 5.0
6. 6.0	**7.** 7.0	**8.** 8.0	**9.** 9.0	**0.** 10

第 六 問　　　有機化合物の元素分析に関する問1～3に答えよ。ただし，原子量は，
H＝1.0，C＝12，O＝16とする。　　［解答番号 26 ～ 28 ］

問1　C, H, Oのみからなる有機化合物の元素分析を行う場合，まず化合物を完全燃焼
させて気体を生じさせる。次にその気体に対して行う手順として，最も適切な
ものを選べ。　　　　　　　　　　　　　　　　　　　　［解答番号 26 ］

 1.　濃塩酸，塩化カルシウム管，ソーダ石灰管の順に通す。
 2.　塩化カルシウム管，ソーダ石灰管の順に通す。
 3.　ソーダ石灰管，塩化カルシウム管の順に通す。
 4.　濃塩酸，塩化ナトリウム管，ソーダ石灰管の順に通す。
 5.　塩化ナトリウム管，ソーダ石灰管の順に通す。
 6.　ソーダ石灰管，塩化ナトリウム管の順に通す。

問2　次の方法1～3は，有機化合物に含まれているC, H以外の元素の存在を知る方
法である。方法1～3と，それらの方法で確認できる元素の組み合わせとして，
正しいものを1つ選べ。　　　　　　　　　　　　　　　［解答番号 27 ］

方法1：焼いた銅線につけて炎に入れると，青緑色の炎色反応が確認される。
方法2：水酸化ナトリウムまたはソーダ石灰とともに加熱して，生じた気体に濃塩酸
を近づけると，白煙を生じる。
方法3：水酸化ナトリウムまたは単体のナトリウムとともに加熱して，生じた生成物
を水に溶解させる。その溶液を酢酸で酸性にしたのち，酢酸鉛（II）水溶液
を加えると，黒色沈殿を生じる。

	方法1	方法2	方法3
1	N	S	Cl
2	N	Cl	S
3	Cl	N	S
4	Cl	S	N
5	S	Cl	N
6	S	N	Cl

問3　C, H, Oのみからなる有機化合物の元素分析を行ったところ，質量百分率で
C：40.0%，H：6.67%であった。この化合物として，最も適切なものを選べ。
　　　　　　　　　　　　　　　　　　　　　　　　　　［解答番号 28 ］

 1.　メタノール　　　　2.　エタノール　　　　3.　プロパノール
 4.　ブタノール　　　　5.　フェノール　　　　6.　安息香酸
 7.　酢酸　　　　　　　8.　ギ酸　　　　　　　9.　アセトアルデヒド

第 七 問　　次の文章を読み，問1，2に答えよ。　　〔解答番号 $\boxed{29}$ ～ $\boxed{37}$ 〕

　2-ブタノールと濃硫酸を混合後，注意深く加熱して生成した気体を集めて調べたところ，3種類のアルケン A，B および C が生成したことがわかった。生成量は C>B>A の順に多かった。なお，アルコールの脱水反応により幾何異性体が生成する場合には，トランス体がシス体より多く生成する。

　触媒を用いてアルケン A に水を付加させたのち，硫酸酸性条件下，二クロム酸カリウムを用いて酸化したところ，2種類の化合物 D と E が得られた。D はフェーリング液を還元し，E はヨードホルム反応で黄色沈殿を生じた。

　アルケン A ～ C には，もう1つの構造異性体であるアルケン F が存在する。この F に対し，触媒を用いて水を付加させると，2種類の化合物 G と H が得られた。G は，硫酸酸性条件下，二クロム酸カリウムにより酸化されなかった。一方，H は同じ条件で酸化され，化合物 I を生じた。また，I はフェーリング液を還元した。

問1　アルケン A ～ C および F の構造式として，最も適切なものをそれぞれ選べ。

アルケン A：〔解答番号 $\boxed{29}$ 〕
アルケン B：〔解答番号 $\boxed{30}$ 〕
アルケン C：〔解答番号 $\boxed{31}$ 〕
アルケン F：〔解答番号 $\boxed{32}$ 〕

問2　化合物 D，E および G ～ I の構造式として，最も適切なものをそれぞれ選べ。

化合物 D：〔解答番号 $\boxed{33}$ 〕
化合物 E：〔解答番号 $\boxed{34}$ 〕
化合物 G：〔解答番号 $\boxed{35}$ 〕
化合物 H：〔解答番号 $\boxed{36}$ 〕
化合物 I：〔解答番号 $\boxed{37}$ 〕

英 語

解答 3年度

Ⅰ

〔解答〕

1. 1　2. 2　3. 3　4. 2
5. 4　6. 1　7. 3　8. 4

〔出題者が求めたポイント〕

1. cut down on「～を控える、減らす」。
2. 提案、要求、主張などを表す動詞(suggest, demand, insist など)の目的語となる節内の動詞は原形になる。
3. apologize to A for B「B のことで A に謝罪する」。
4. be given to Ving「～しがちである」。
5. cry with pain「痛みで泣く」。
6. benefit「利益」。conscience「良心」。denial「否定」。prime「主要な」。
7. need Ving「～される必要がある」。不定詞で表すなら、to be repaired となる。
8. rise は自動詞「上昇する」。raise は他動詞「～を上げる」。

〔問題文訳〕

1. 医者は私に、アルコールを控えてバランスの取れた食事をするように言った。
2. 貴重品は車内に残さないようにお願い致します。
3. あなたは、会議中の発言について従業員に謝るべきだ。
4. 彼女はいらいらするといつも爪を噛みがちだった。
5. そのかわいそうな少女は、足首を骨折した後、痛みで泣いていた。
6. 彼らが自分の利益のためだけに会社を経営しているのは明らかだが、部下は何も気付いていないふりをしている。
7. このシステムは正常に動作していません。修理が必要だと思います。
8. 今年の四半期ごとの利益は増加しており、最新の製品ニュースで株価は 200 ドルに上昇した。

Ⅱ

〔解答〕

1. 2　2. 1　3. 2

〔出題者が求めたポイント〕

1. verified「実証された」。assumed「想定された」。proved「証明された」。refuted「反論された」。withheld「保留された」。
2. tied up「手が離せない」。busy「忙しい」。flat「平坦な」。hungry「空腹の」。upset「動揺して」。
3. turn a blind eye to「見て見ぬふりをする」。assume「想定する」。ignore「無視する」。pretend「ふりをする」。witness「目撃する」。

〔問題文訳〕

1. 後に、彼が主張したことが正しかったことが証明された。
2. 申し訳ありませんが、上司は今ちょっと手が離せません。彼は昼食のあと手が空くでしょう。
3. 彼は私たちに、オフィスにいるべきときにどこへ行ったかは、見て見ぬふりをするように頼んだ。

Ⅲ

〔解答〕

1. 3　2. 1　3. 1

〔出題者が求めたポイント〕

1. meet with ⟶ meet(meet with は「(話し合いをするために)(人)と会う」または「(不幸など)に遭遇する」という意味で用いる。)
2. Good many ⟶ A good many
3. Any of ⟶ None of

〔問題文訳(間違い箇所を修正したもの)〕

1. その会社は、将来のグローバルな課題に対応するために、事業をまったく新しい経営グループに委譲した。
2. 昨日の昼食会に出席した相当数の人が、社長が持ち出した考えに反対した。
3. 今日の新聞の求人欄に載っている仕事はどれも、私にとっては少しも魅力的ではなかった。

Ⅳ

〔解答〕

1. 2　2. 3　3. 4

〔出題者が求めたポイント〕

選択肢訳

1. 1. 私もそこに行きたいです。ご一緒してもいいですか。
   2. 旅行代理店に行ったほうがいいかもね。
   3. そんなにたくさんの場所を訪れたくないね。
   4. それはいい考えですね。
2. 1. いくらか分かりますか？
   2. もう試しましたか？
   3. 敏感肌でも大丈夫かしら？
   4. 試着する価値はありますか？
3. 1. 大丈夫です。食堂でお昼を食べながらグループで話しましょう。
   2. あらまあ。あなたが私に関して問題を抱えていると聞いて残念です。
   3. 分かりました。一緒に会議に行って発表しましょう。
   4. 分かったわ。後で私のオフィスで一緒に話しませんか？

〔全訳〕

1．A：今年の休暇はどこへ行くつもりなの？
　　B：さあ、どうだかなあ。行きたいところはたくさんあるけどね。
　　A：旅行代理店に行ったほうがいいかもね。
2．A：新しい化粧品を試してみるの興味ある？　姉が化粧品会社に勤めていて、誰かに無料サンプルをあげたがってるの。
　　B：敏感肌でも大丈夫かしら？
　　A：あら、それは姉に聞いたほうがよさそうね。分かったらお知らせするわ。
　　B：ありがとう。連絡を待ってるわね。
3．A：個人的に話す時間はありますか？
　　B：会議に行く途中だけど、少しなら時間あるわ。何について話したいの？
　　A：スタッフのひとりについて深刻な問題があって、アドバイスがもらいたいの。
　　B：分かったわ。後で私のオフィスで一緒に話しませんか？

Ⅴ

〔解答〕

(A)　ア　3　イ　4　ウ　2　エ　4
(B)　オ　3　カ　1　キ　1

〔出題者が求めたポイント〕

(A)
　ア　distraction「気を散らすこと」。restraint「抑制、自制」。strain「負担、緊張」。unhappiness「不幸」。
　イ　beneficial「有益な」。graceful「優雅な」。negligible「無視できる」。substantial「相当な」。
　ウ　arranged「配列された」。disrupted「中断された」。organized「組織された」。resumed「再開された」。
　エ　courage「勇気」。doubt「疑い」。eagerness「熱心さ」。reluctance「抵抗」。

(B)
　オ　deduced「推定された」。fused「融合した」。induced「引き起こされた」。mused「熟考した」。Human-induced は「人類によって引き起こされた」が直訳。
　カ　affecting「影響を与えている」。dropping「落下している」。noticing「気づいている」。reporting「報告している」。
　キ　accountable「原因となる」。perceivable「知覚できる」。sustainable「持続できる」。viable「実行可能な」。

〔全訳〕

(A)
　新型コロナウイルスのパンデミック(世界的大流行)により、世界の医療リソースに多大な(ア)負担がかかっている。世界保健機関(WHO)は最近、ジフテリア・破傷風・百日咳に対する予防接種率が2020年1月から4月にかけて(イ)相当低下したと報告している。WHOの調査に回答した80ヵ国を超える国々の4分の3以上が、予防接種プログラムが(ウ)中断されたと報告した。その理由は、個人用保護具の不足、旅行制限、人員不足、自宅を出て診療所に行くことへの(エ)抵抗などだった。予防接種プログラムによって毎年最大300万人の命が救われると推定されているが、これまでよりも多くの子供たちがワクチン接種を受けているにもかかわらず、150万人以上が予防接種の欠如のせいで死亡していると見積もられている。

(B)
　人類が(オ)引き起こした気候変動が地球に大きな影響を与えている。2020年の上半期、シベリアの気温はその時期の平均より5℃以上高かった。このシベリアの熱波は、1月から5月の間で世界の平均気温を記録が始まって以来2番目に高くするのに寄与した。北極圏では、地球全体の平均気温上昇スピードの約2倍の速さで温暖化が進んでおり、その変化がこの地域外の気象パターンに(カ)影響を与えている。これはジェット気流——世界の気象システムを動かすのに役立つ、大気上層の高速で移動する空気の帯——によるものだ。この北極圏との関連性は、洪水や暴風雨だけでなく、厳しい冬から激しい夏まで、多くの異常気象の(キ)原因だと考えられている。

Ⅵ

〔解答〕

1．2　　2．3　　3．4

〔出題者が求めたポイント〕

選択肢訳
1．「次のどれが、最初の段落の空欄に入れるのに最も適切な単語か」
　1．評価する
　2．影響を与える
　3．正当化する
　4．生産する
2．「日本の大学では、通常のマウスについてどのようなことが観察されたか」
　1．彼らは他のマウスの2倍のストレスホルモンを産生した。
　2．彼らは微生物にさらされることなく清潔な環境で育てられた。
　3．彼らは他のマウスの半分の量のストレスホルモンを産生した。← 最終段落第2文に一致
　4．彼らは実験室条件で微生物にさらされたときストレスを受けた。
3．「この文章によると、次のうちどれが真実ではないか」
　1．ピーナッツ粉、バナナ、大豆を含む食事は、栄養不足の子どもたちのマイクロバイオームを活性化するのに有効であることを科学者たちは発見した。← 第2段落最終文に一致
　2．マイクロバイオームは脳や体の成長に重要であり、小児期から影響を与えていると思われる。← 第1段落第3文に一致

3. 免疫療法に反応する患者に有益であることが観察された細菌レベルの増加は、マウスにも同様に有益であると思われた。← 第3段落最終文に一致
4. 科学者たちは消化器官のマイクロバイオームが脳にどのような影響を与えるかを完全に理解しており、今では正確な因果関係がよく知られている。← 最終段落冒頭に「正確な因果関係はともかく」とある。

〔全訳〕

マイクロバイオームは医学研究の最も興味深い新分野のひとつである。私たちの体表と体内に住む何兆もの微生物が、体と心の健康に、重要な、決定的でさえある役割を果たしていると思われる。微生物は、小児期から脳、骨、体の成長に影響を与え、心身の病気の進行に影響を与えると考えられている。もしそれが本当なら、それは潜在的に広範囲に及ぶ利益を持つ医学研究の分野ということになる。

例えば、米国の科学者たちは、バングラデシュの子供たちの成長に細菌が及ぼす影響について研究を行った。研究者たちは健康なマイクロバイオームに存在する主な細菌の種類を特定した。彼らは、どのような食品がマウスやブタにおいてこれらの細菌群を増大するかを究明し、次に、12～18ヶ月の栄養不良のバングラデシュの子供を対象に試験を実施した。彼らは、バナナ、大豆、ピーナッツ粉を含む食事が最も効果があることを発見した。

アメリカとフランスの研究においても、マイクロバイオームと、がん患者に対する免疫療法の相対的成功率との間には関係があることが示されている。フランスの症例では、特にある種類の細菌の存在が、患者がこの療法に反応するかどうかに影響するらしいことが分かった。マウスにおけるこの細菌レベルの増加が、免疫療法に対するマウスの反応を同じく上昇させたようだった。

米国の症例では、より豊富で多様なマイクロバイオームを有する患者の方が、免疫療法に対する反応が良好であることが研究者により見出された。さらに、高レベルの2種類の細菌は有益であるが、他の種は有害であることが分かった。関連する細菌をマウスに移植するために糞便移植が行われ、有益細菌を持つマウスは、有害細菌を持つものよりも腫瘍の増殖が遅いことが観察された。

消化器官のマイクロバイオームが脳とどのように関連しているかは、現在のところ完全には理解されていないが、いくつかの理論が提案されている。ひとつの可能性は、脳と腸をつなぐ迷走神経を介するというものだ。もうひとつは、多くの精神障害と関連する、神経系を介するものだ。細菌が繊維を短鎖脂肪酸に変換する仕組みが関係しているのかも知れない。さらには、微生物がマイクロRNAを利用して神経細胞の機能を変化させる可能性を示す証拠もある。

正確な因果関係はともかく、マイクロバイオームが我々の精神衛生に有意な影響を及ぼすという証拠が増えている。日本の大学の研究によると、微生物にさらされ

ることなく育てられたマウスは、ストレスを受けたとき、通常のマウスの2倍のストレスホルモンを産生した。この初期の研究は、マイクロバイオームと脳の関係についての多くの研究につながるものだった。これが将来の新しい治療法をもたらすことが期待される。

Ⅶ
〔解答〕
1. 1　2. 3　3. 4
〔出題者が求めたポイント〕
選択肢訳
1.「次のどれが、第2段落の空欄に入れるのに最も適切な単語か」
　1. 安心な
　2. 当惑した
　3. 明白な
　4. 不安定な
2.「2018年に日本で生まれた赤ちゃんの数はどのくらいか」
　1. 813,000
　2. 907,000
　3. 918,000 ← 2018年から2019年にかけて、5.9%減少して864,000人になったので、2018年の数は、864,000÷（100%−5.9%）＝918,172人となる。
　4. 985,000
3.「この文章によれば、次のうちどれが正しいか」
　1. 米国は、世界同時不況以降、全般的な景気後退を経験している。
　2. 日本は長い間人口問題を抱えており、世界で最も低い出生率に苦しんでいる。
　3. 経済が着実に上向き始めると、出生率は確実に上昇する。
　4. 言及された国々では出生数が減少しているが、最近では40代での出産が増えている。← 最終段落第3文に一致
〔全訳〕

米国では、2019年に新生児数が5年連続で減少し、出生率は33年ぶりの低水準となった。2014年以降の年平均減少率は1%であり、この減少傾向の原因は世界同時不況だったと考えられる。

2000年後半に起こった世界的な景気低迷である世界同時不況以来、出産数は全般的に減少傾向にあった。米国は2009年以来、非常に長い景気拡大を経験してきたが、出生率は下がり続けている。これは、景気回復が国民の将来に対する認識を反映していないことを示している。子供の養育費や教育費を考えると、夫婦は何年も先のことに安心感を抱く必要がある。

日本もまた、2019年に過去最低の出生率を経験し、人口危機はますます悪化している。2019年の出生数は864,000人で、前年に比べ約5.9%減少した。厚生労働省によると、これは過去120年間で最低の数字だった。

韓国も少子化に苦しんでいる。2018年、日本の合計

特殊出生率は 1.05 人から 0.98 人に下がり、記録を取り始めて以来最低の数字となった。出生率とは、典型的な女性が生涯に産む子供の平均数である。したがって、この数字は女性 1 人当たりの出生数が 1 人未満であることを示している。

　韓国の出生率は 2019 年に 0.92 人と、2 年連続で世界最低記録を更新した。米国は 1.71 人、日本は 1.36 人だった。これらの国に共通しているのは、20 代と 30 代前半の女性の出生率が低下している一方、40 代前半の女性の出生率が若干上昇していることである。各国政府は、出生率の低下を食い止める対策を取っているが、この問題の抜本的解決策を見出すことは極めて難しいように思える。

数　学

解答　　3年度

第一問

〔解答〕

(1)

1	2	3	4	5	6	7
8	8	9	4	1	7	8

〔出題者が求めたポイント〕

(1) 実数

a, b が有理数で，$a+b\sqrt{5}=0$ のとき，

$a=0$, $b=0$

(2) 2次関数

放物線の方程式を $y=ax^2+bx+c$ とし，3点を代入し，a, b, c を求める。y を x について平方完成する。$y=a(x-p)^2+q$ となったら頂点は，(p, q) なので平行移動して $(p+2, q+1)$

〔解答のプロセス〕

(1) $3x-2x\sqrt{5}-4y+2y\sqrt{5}+8=0$

$(3x-4y+8)-2(x-y)\sqrt{5}=0$

$3x-4y+8=0$, $x-y=0$　よって

$y=x$, $3x-4x=-8$　より　$x=8$, $y=8$

(2) 放物線を $y=ax^2+bx+c$ とする。

$(-1, -2)$ を通るので，$a-b+c=-2$

$(0, 1)$ を通るので，$c=1$

$(1, 0)$ を通るので，$a+b+c=0$

$c=1$ より　$a-b=-3$, $a+b=-1$

よって，$a=-2$, $b=1$

放物線は，$y=-2x^2+x+1$

$y=-2\left(x^2-\dfrac{1}{2}x\right)+1=-2\left(x-\dfrac{1}{4}\right)^2+\dfrac{9}{8}$

平行移動した頂点の座標は，

$\left(\dfrac{1}{4}+2, \dfrac{9}{8}+1\right)=\left(\dfrac{9}{4}, \dfrac{17}{8}\right)$

第二問

〔解答〕

(1)

8	9
1	0

(2)

10	11	12	13	14	15
5	0	4	0	1	2

〔出題者が求めたポイント〕

(1) 平方根，整数

分母，分子に $\sqrt{n}+\sqrt{m}$ をかけて分母を有理化する。$nm=k^2$ とする。$k=1\sim20$ で，条件に合う自然数 n，m があるかどうか探す。

(2) 場合の数

A, U, K を8つの場所から2つづつ選んで並べ，残り2つを並べる。

YAKKA を1つの文字で考え，4つの場所から2つ選んで U を並べ，残り2つを並べる。

n から r を選ぶのは，${}_nC_r$ 通り。

〔解答のプロセス〕

(1) $\dfrac{\sqrt{n}+\sqrt{m}}{\sqrt{n}-\sqrt{m}}=\dfrac{(\sqrt{n}+\sqrt{m})^2}{(\sqrt{n}-\sqrt{m})(\sqrt{n}+\sqrt{m})}$

$=\dfrac{n+m+2\sqrt{nm}}{n-m}$

nm	n	m	$(n+m)+2\sqrt{nm}$	$n-m$	値
4	4	1	$5+4=9$	3	3
9	9	1	$10+6=16$	8	2
16	16	1	$17+8=25$	15	×
16	8	2	$10+8=18$	6	3
36	18	2	$20+12=32$	16	2
36	12	3	$15+12=27$	9	3
36	9	4	$13+12=25$	5	5
64	16	4	$20+16=36$	12	3
100	20	5	$25+20=45$	15	3
144	18	8	$26+24=50$	10	5
144	16	9	$25+24=49$	7	7

×は分数になるところ

従って，10通り

(2) A, K, U を2つづつ並べ残り2つを並べる。

${}_8C_2\cdot{}_6C_2\cdot{}_4C_2\cdot2!=28\times15\times6\times2=5040$

YAKKA を1文字と考えると4つに，U を2つ選んで並べ残り2つを並べる。

${}_4C_2\cdot2!=6\times2=12$

第三問

〔解答〕

(1)

16	17	18
1	2	3

(2)

19	20	21
2	5	2

(3)

22	23
5	9

〔出題者が求めたポイント〕

(1) 証明，2次不等式

$p>0$, $q>0$ のとき，$p+q\geqq2\sqrt{pq}$

（＝のときは，$p=q$）

ab を1つの文字として2次不等式を解く。

(2) 対数関数，2次関数

$\log_c M+\log_c N=\log_c MN$

xy の y に x の式を代入し，x について平方完成して最大値を求める。

(3) 微分法

$f(x)=x^3-3x^2+a-5$ として，増減表をつくり正の実数解が2つとなるようにする。$f'(x)=0$ のとき 0 と $a(>0)$ になるので，$f(0)>0$, $f(a)<0$

〔解答のプロセス〕

(1) $a^2+b^2=\dfrac{1}{3}-3a^2b^2$

$a^2+b^2\geqq2\sqrt{a^2b^2}=2ab$　より

$\dfrac{1}{3}-3a^2b^2\geqq2ab$　よって　$9a^2b^2+6ab-1\leqq0$

$= 0$ のとき，$ab = \dfrac{-3 \pm \sqrt{18}}{9} = \dfrac{-1 \pm \sqrt{2}}{3}$

$a > 0,\ b > 0$ より，$0 < ab \leqq \dfrac{-1 + \sqrt{2}}{3}$

(2) $\log_2 x + \log_2 y = \log_2 xy$

$y = -\dfrac{1}{2} x + 5$　より

$xy = -\dfrac{1}{2} x^2 + 5x = -\dfrac{1}{2}(x^2 - 10x)$

$\qquad = -\dfrac{1}{2}(x - 5)^2 + \dfrac{25}{2}$

最大値は，$\log_2 \dfrac{25}{2}$

(3) $f(x) = x^3 - 3x^2 + a - 5$

$f'(x) = 3x^2 - 6x = 3x(x - 2)$

x		0		2	
$f'(x)$	+	0	−	0	+
$f(x)$	↗		↘		↗

よって，$f(0) > 0$，$f(2) < 0$ なら 2 つの正の実数解を持つ。

$(f(0) =\ )a - 5 > 0$　より　$a > 5$　…①

$(f(2) =\ )a - 9 < 0$　より　$a < 9$　…②

①，②より　$5 < a < 9$

第四問

〔解答〕

(1)
24	25	26	27
2	3	2	1

(2)
28	29
2	3

〔出題者が求めたポイント〕

(1) 数列

$a_{n+1} = pa_n + q$ で表わされる数列は，

$a = pa + q$ となる a を求めると，

$a_{n+1} - a = p(a_n - a)$ となるので，

$a_n - a = (a_1 - a)p^{n-1}$ となる。

$\sum\limits_{k=1}^{n} ar^{k-1} = a\dfrac{r^n - 1}{r - 1}$，$\sum\limits_{k=1}^{n} C = Cn$

(2) 空間ベクトル

$\vec{a} = (x_1,\ y_1,\ z_1)$，$\vec{b} = (x_2,\ y_2,\ z_2)$ で，$\vec{a}$ と $\vec{b}$ のなす角が θ のとき，

$\vec{a} \cdot \vec{b} = x_1 x_2 + y_1 y_2 + z_1 z_2$

$|\vec{a}| = \sqrt{x_1^2 + y_1^2 + z_1^2}$，$|\vec{b}| = \sqrt{x_2^2 + y_2^2 + z_2^2}$

$\vec{a} \cdot \vec{b} = |\vec{a}||\vec{b}|\cos\theta$

〔解答のプロセス〕

(1) $a_{n+1} = \dfrac{3}{2} a_n - \dfrac{1}{2}$　より　$a = \dfrac{3}{2} a - \dfrac{1}{2}$ とする。

$\dfrac{1}{2} a = \dfrac{1}{2}$　より　$a = 1$

$a_{n+1} - 1 = \dfrac{3}{2}(a_n - 1)$

$a_n - 1 = (2 - 1)\left(\dfrac{3}{2}\right)^{n-1}$　より　$a_n = \left(\dfrac{3}{2}\right)^{n-1} + 1$

$S_n = \sum\limits_{k=1}^{n} \left\{ \left(\dfrac{3}{2}\right)^{k-1} + 1 \right\} = \dfrac{\left(\dfrac{3}{2}\right)^n - 1}{\dfrac{3}{2} - 1} + n$

$\qquad = n + 2\left\{ \left(\dfrac{3}{2}\right)^n - 1 \right\}$

(2) $\overrightarrow{AB} = \left(0,\ -\dfrac{1}{2},\ -1\right)$，$\overrightarrow{AC} = (0,\ -1,\ s-1)$

$|\overrightarrow{AB}| = \sqrt{\dfrac{1}{4} + 1} = \dfrac{\sqrt{5}}{2}$

$|\overrightarrow{AC}| = \sqrt{1 + (s-1)^2} = \sqrt{s^2 - 2s + 2}$

$\overrightarrow{AB} \cdot \overrightarrow{AC} = 0 + \left(-\dfrac{1}{2}\right) \cdot (-1) + (-1)(s-1)$

$\qquad = \dfrac{3}{2} - s$

$\overrightarrow{AB} \cdot \overrightarrow{AC} = \dfrac{\sqrt{5}}{2}\sqrt{s^2 - 2s + 2} \cdot \dfrac{1}{\sqrt{2}} = \dfrac{\sqrt{5}}{2\sqrt{2}}\sqrt{s^2 - 2s + 2}$

$\dfrac{3}{2} - s = \dfrac{\sqrt{5}}{2\sqrt{2}}\sqrt{s^2 - 2s + 2}$

右辺正より，$\dfrac{3}{2} > s$ として両辺 2 乗する。

$\dfrac{9}{4} - 3s + s^2 = \dfrac{5}{8}(s^2 - 2s + 2)$

$\dfrac{3}{8} s^2 - \dfrac{7}{4} s + 1 = 0$　より

$3s^2 - 14s + 8 = 0$　よって　$(3s - 2)(s - 4) = 0$

$\dfrac{3}{2} > s$　より　$s = \dfrac{2}{3}$

化　学

解答　　　3年度

第一問

〔解答〕
問1　5
問2　2
問3　1
問4　4
問5　2

〔出題者が求めたポイント〕
原子の性質

〔解答のプロセス〕
問1　陽子の数＝原子番号なので，原子番号の一番小さいものを選べばよい。
問2　FとOのみ第二周期で最外殻がL殻である。この2つのうち，原子半径が小さいのは原子番号の大きいF。
問3　どのイオンも同じ電子配置なので，原子番号が最も大きいAl^{3+}を選ぶ。
問4　最も陽イオンになりやすいもの。アルカリ金属のNaである。
問5　電気陰性度はハロゲンが大きい。その中でもFは全元素中最大である。

第二問

〔解答〕
問1　6
問2　0
問3　8

〔出題者が求めたポイント〕
弱酸の加水分解
問2は緩衝溶液となることに注意

〔解答のプロセス〕
問1　$[H^+] = \sqrt{cK_a} = \sqrt{2.0 \times 10^{-5}}$

$pH = -\log_{10}\sqrt{2.0 \times 10^{-5}} = -\frac{1}{2}(5 - \log_{10}2) = 2.35$

問2　$\begin{array}{l} A \quad 0.0100\,mol \\ NaOH \quad 0.0050\,mol \end{array} \Bigr) \longrightarrow \begin{pmatrix} A-Na & 0.0050\,mol \\ A & 0.0050\,mol \end{pmatrix}$

$\therefore [A^-] = \dfrac{0.0050}{0.06}\,mol/L, \ [A] = \dfrac{0.0050}{0.06}\,mol/L$

$[H^+] = \dfrac{[A]}{[A^-]}K_a = 2.0 \times 10^{-5}$

$\therefore pH = -\log_{10}2.0 \times 10^{-5} = 4.7$

問3　$\begin{array}{l} A \quad 0.0100\,mol \\ NaOH \quad 0.0200\,mol \end{array} \Bigr) \longrightarrow \begin{pmatrix} A-Na & 0.0100\,mol \\ NaOH & 0.0100\,mol \end{pmatrix}$

$[OH^-] = \dfrac{0.0100}{0.210} = \dfrac{1}{21}\,mol/L$

$pH = 14 - pOH = 14 - (\log_{10}3 + \log_{10}7)$
$\qquad = 12.67$

第三問

〔解答〕
問1　3
問2　イ. 3　　ウ. 8　　エ. 2
問3　2

〔出題者が求めたポイント〕
標準溶液の作製

〔解答のプロセス〕
問1　必要なNaClの量は，$0.100 \times \dfrac{500}{1000} = 0.05\,mol$

質量に換算すれば，$58.5 \times 0.05 = 2.925\,g$

第四問

〔解答〕
問1　3
問2　4
問3　3

〔出題者が求めたポイント〕
ダニエル電池

〔解答のプロセス〕
問2　$\dfrac{7720}{9.65 \times 10^4} = 0.08\,[mol]$ となるので，析出するCuは0.04mol　よって　$63.5 \times 0.04 = 2.54\,[g]$

問3　このダニエル電池を放電すると，亜鉛版は溶けて銅が析出するので，亜鉛濃度は増加し，銅濃度が減少する。

第五問

〔解答〕
問1　A 4　　B 3　　C 6　　D 2
　　　E 5　　F 1
問2　7
問3　7
問4　6

〔出題者が求めたポイント〕
無機化学，陽イオンの定性分析

〔解答のプロセス〕
問1　AとBはアルカリ金属とアルカリ土類金属である。炎色反応からBがCaと分かるので，AはNaである。
　　CとDは水素よりもイオン化しやすい金属で，AlとZnである。これらの水酸化物のうち，過剰のアンモニア水に溶けるのはZnである。よってCはZn，DはAl。
　　EとFはAgとPbだが，塩化物が熱水にとけるEはPb。よってFはAg。
問2　[ア]　強いのは還元力(自身が酸化される)

　　［ウ］　ブリキは Sn のメッキ。Zn はトタンである。
　　［カ］　塩酸は酸化力のある酸には分類されない。
問3　［イ］　$CaCO_3 \longrightarrow CaO + CO_2$
　　［ウ］　金属樹と呼ばれる現象だが，D の Al の方が
　　　　イオン化しやすいので，この条件では何も起こら
　　　　ない。
問4　E の硝酸塩…$Pb(NO_3)_2$(式量 331) 6.62 g = 0.02 mol
　　F の硝酸塩…$AgNO_3$(式量 170) 32.3 g = 0.19 mol

　　塩酸 は $0.600 \text{mol/L} \times \dfrac{200}{1000} \text{L} = 0.12 \text{mol}$ あるので，

　　$PbCl_2$ は $x = 0.02$ mol，AgCl は $y = 0.12$ mol 沈殿する。

　　∴ $\dfrac{y}{x} = 6.0$

第六問
〔解答〕
問1　2
問2　3
問3　7
〔出題者が求めたポイント〕
有機化学，元素分析
〔解答のプロセス〕
問1　発生する気体は水蒸気(水)と二酸化炭素である。
　二酸化炭素の捕集に使うソーダ石灰は水も吸収するの
　で，水を吸収する塩化カルシウム管を先に通す。
問3　$C:H:O = \dfrac{40.0}{12} : \dfrac{6.67}{1} : \dfrac{100-(40+6.67)}{16}$
　　　　　 $= 3.33\cdots : 6.67 : 3.33\cdots$
　　∴組成式は CH_2O
　選択肢の中で，これに合致するのは 7 の酢酸のみ。

第七問
〔解答〕
問1　A　1　　B　3　　C　2　　D　4
問2　D　6　　E　8　　G　4　　H　3　　I　7
〔出題者が求めたポイント〕
アルコールの脱水
〔解答のプロセス〕
問1，2

$CH_3-CH-CH_2-CH_3 \longrightarrow$ 1-ブテン + シス-2-ブテン
（OH）
2-ブタノール

(紙面の都合により，トランス-2-ブテンは省略して
ある。)
　A，B，C は 1-ブテン，シス-2-ブテン，トランス
-2-ブテンのいずれかである。問題文から，シス-2-
ブテンとトランス-2-ブテンの生成量はトランス-2-
ブテンの方が多いこともわかる。
　続いて，A に水を付加すると 2 種類のアルコール
が生成していることがわかる。2-ブテンの水付加ア

ルコールは 1 種なので A は 1-ブテンとわかる。

　A，B，C の構造異性体である F はメチルプロピレ
ンである。これに水を付加すると，2 種類のアルコー
ルが作られる。

　この 2 つのアルコールのうち，酸化されない G は
第三級アルコールの 2-メチル-2-プロパノール，H
は 2-メチル-1-プロパノールである。

令和2年度

問 題 と 解 答

英 語

問題

(40分)

2年度

I. 次の各英文の (　　　) に入る語句として最も適切なものを，それぞれ1から4の中から1つ選び，その番号をマークしなさい。　【 解答番号 ┃ 1 ┃ ～ ┃ 8 ┃ 】

1. I get up early and go jogging every morning before work in order to (　　　).
   1. keep health
   2. pull my leg
   3. put effort
   4. stay in shape
   ┃ 1 ┃

2. The safety and efficacy of a new drug (　　　) currently being tested.
   1. are
   2. have been
   3. was
   4. were
   ┃ 2 ┃

3. It is well known that smoking (　　　) more harm than good.
   1. does
   2. gets
   3. goes
   4. makes
   ┃ 3 ┃

4. I saw a person drowning, so I asked the lifeguard that was on (　　　) that day for help.
   1. check
   2. duty
   3. task
   4. work
   ┃ 4 ┃

5. Miranda took great (　　　) to bring up her five children properly.
   1. difficulties
   2. hardships
   3. pains
   4. wishes
   ┃ 5 ┃

6. The average life (　　　) in Japan is 84.2 years, and many Okinawans are over 100 years old.
   1. expectancy
   2. insurance
   3. longing
   4. respect
   ┃ 6 ┃

7. Amber and James are on really good (　　　) with each other.
   1. condition
   2. friends
   3. terms
   4. reliance
   ┃ 7 ┃

8. I was very shocked to hear the announcement because it came out of the (　　　).
   1. blue
   2. green
   3. red
   4. yellow
   ┃ 8 ┃

Ⅱ. 次の各英文の下線部の文脈における意味として最も近いものを，それぞれ1から4の中から1つ選び，その番号をマークしなさい。 【 解答番号 ┃ 9 ┃ ～ ┃ 12 ┃ 】

1. After such unusually hard work, the factory workers were totally <u>worn out</u>.
    1. enlightened　　　　　　　　2. fatigued
    3. finished　　　　　　　　　　4. refreshed

┃ 9 ┃

2. Joshua has just <u>filed</u> an application for admission to his first choice of school.
    1. gotten into　　　　　　　　2. handed in
    3. kept in　　　　　　　　　　4. set in

┃ 10 ┃

3. We were perfectly <u>fooled</u> by the story told by the little children that we helped the other day.
    1. given away　　　　　　　　2. gotten on
    3. made out　　　　　　　　　4. taken in

┃ 11 ┃

4. He seems to be a bit <u>under the weather</u>, so be quiet and leave him in peace.
    1. annoyed　　　　　　　　　2. stressed
    3. restless　　　　　　　　　　4. unwell

┃ 12 ┃

Ⅲ. 次の各英文で間違っている箇所を，それぞれ1から4の中から1つ選び，その番号をマークしなさい。 【 解答番号 ┃ 13 ┃ ～ ┃ 15 ┃ 】

1. <u>Now</u> we know what to do and <u>how we</u> should deal with this problem, so I cannot
　　1　　　　　　　　　　　　2
see <u>why to discuss</u> the matter <u>any further</u>.
　　3　　　　　　　　　　　4

┃ 13 ┃

2. <u>According to</u> a study <u>conducted</u> in Denmark, the influence of menstruation <u>on</u>
　　1　　　　　　　　2　　　　　　　　　　　　　　　　　　　　　　3
women's productivity is <u>considerable</u> underestimated.
　　　　　　　　　　　4

┃ 14 ┃

3.　The introduction of <u>any</u> change <u>will</u> usually cause some reactions <u>which</u> the body
　　　　　　　　　　　1　　　　　　2　　　　　　　　　　　　　　3

　　<u>tries to</u> adapt.
　　　　4

15

IV．次のＡとＢの会話が一番自然な流れとなるように，（　　　　）の中に入る語句とし
て最も適切なものを，それぞれ１から４の中から１つ選び，その番号をマークしなさい。

【　解答番号　| 16 | ～ | 18 | 】

1.　A:　Hi, Emily!　How's it going?

　　B:　(　　　　)　How are you doing?

　　A:　Not too bad, but could be better.

　　　1.　I don't know.　That's not my business.

　　　2.　I'm really well, thanks.

　　　3.　It was nice meeting you.

　　　4.　I'm going to the meeting room.

16

2.　A:　Mom, all the dishes you made for my birthday party were so good!

　　B:　Thank you, dear.　But I don't think your friends liked that chocolate cake.

　　A:　Why do you say that?

　　B:　(　　　　)

　　　1.　Because I really liked it.

　　　2.　Well, did you really like it?

　　　3.　Because it's all gone.

　　　4.　Well, most of it is still left.

17

3.　A:　Why don't we have a meeting about the next project?

　　B:　When should we have it?　Is 11:00 a.m. on Friday good for you?

　　A:　(　　　　)　How about Thursday, instead?　I'm available anytime after 2:00
　　　　p.m.

　　　1.　I'm afraid he won't be able to make it next Friday.

　　　2.　I'm sorry but I have an unavoidable prior commitment.

　　　3.　I'm looking forward to working with you another time.

　　　4.　I'm just grateful that you would put it off until some future date.

18

Ⅴ. 次の各英文の空欄に入る語として最も適切なものを，それぞれ 1 から 4 の中から 1 つ
選び，その番号をマークしなさい。　　　　【 解答番号 　19 　～　 24 　】

(A)　Winter rashes* are troublesome for people who live in areas with seasonal
weather changes.　People with （　ア　）skin tend to develop a dry, itchy rash during
the cold winter months.　Applying some natural oils onto the skin helps it stay moist
and heightens its （　イ　）attributes.　For example, avocado oil is excellent for
healing damage thanks to its healthy fats which （　ウ　）the skin.　Avoiding products
that contain chemicals, alcohols, and fragrances is also recommended to prevent
winter rashes.

rashes*　発疹

ア	1. sensational	2. sensible	3. sensitive	4. sensory	19
イ	1. proactive	2. promotive	3. prospective	4. protective	20
ウ	1. counter	2. foster	3. nourish	4. repress	21

(B)　Not many people know that dandelions are one of the healthiest plants you can
eat.　These yellow flowering plants, which have seed heads known as blowballs, are
edible and nutritious – from root to leaf to flower.　A study published in 2014 ranked
dandelions sixteenth out of the forty-one most nutritious foods on earth, which
included kale and broccoli.　Dandelions contain great amounts of vitamins K, A, and
C, along （　エ　）iron, calcium, magnesium and potassium*.　They also have vitamin
E, folate*, and a small amount of vitamin B.　Dandelion root coffee is popular with
pregnant women because it does not contain caffeine.　Many studies have shown that
dandelions contain antioxidants*, can reduce cholesterol and inflammation*, （　オ　）
blood sugar, lower blood pressure, aid digestion, and boost the immune system.
However, to （　カ　）, there is not much data on safe doses of dandelion supplements.
In addition, for some people dandelions might cause an allergic reaction, such as
hives*, difficulty breathing, or swelling of the face, lips, tongue, and throat.

potassium*　カリウム　　　　folate*　葉酸　　　　antioxidants*　抗酸化剤
inflammation*　炎症　　　　hives*　蕁麻疹

エ	1. in	2. on	3. to	4. with	22
オ	1. calculate	2. motivate	3. regulate	4. situate	23
カ	1. date	2. day	3. far	4. now	24

VI. 次の英文を読み，３つの設問に対して最も適切な答えをそれぞれ１から４の中から１つ選び，その番号をマークしなさい。　【 解答番号 | 25 | ～ | 27 | 】

Recently, researchers have suggested that time spent in front of screens, such as televisions and smart phones, can be a significant risk for overall health.　In April 2019, a new study presented the results of a survey in which more than 50,000 American children, teenagers and adults were involved from 2001 to 2016. According to the data, nearly two-thirds of children and teenagers sat and watched television or videos for at least two hours a day.　Moreover, for adults and teenagers, the total amount of time spent sitting in front of screens increased by around one hour from 2007 to 2016.　Many researchers agree that inactivity may contribute to some diseases, such as diabetes* and cancer, or mental illness such as anxiety and depression.　(　　　), a new disease related to too much screen time has recently been identified: video game addiction.

In May 2019, the World Health Organization* (WHO) officially classified video game addiction as a disorder, categorizing it alongside other mental health issues. According to the latest official diagnostic* guide of the WHO, just spending too much time playing video games is not recognized as a disorder.　It is diagnosed when severely abnormal gaming behavior lasts for at least twelve months.　Symptoms include loss of control over gaming –i.e. onset, frequency, duration, termination and context–, prioritization of gaming over other life interests and daily activities, and continuation or escalation of a gaming habit despite clear negative effects on social relationships, such as work, school, and family life.

The Ministry of Health, Labour and Welfare* estimates that one in seven junior-high or high school students are affected by video game addiction.　In the United Kingdom, more than 200 divorces were partly attributed to obsession with a certain popular online game in 2018, while in India two young people committed suicide after the government banned another popular game.

Video game addiction is treated with behavioral modification therapies.　Group therapy is also useful, especially for people who have lost contact with family or friends because of their game addiction.　Patients with a diagnosis of co-occurring depression, anxiety, or other psychiatric conditions may also need to be treated with antidepressants* or antianxiety drugs*.　The first step towards a healthier life for people who experience too much screen time is for them to realize just how inactive they are. Some apps* or active video games, also known as "exergames," can be helpful in encouraging such people to move around more. Being active outside is essential in preventing serious video game addiction and exposure to sunlight is beneficial, according to health experts.

diabetes* 糖尿病　　　World Health Organization* 世界保健機関
diagnostic* 診断に役立つ　　　Ministry of Health, Labour and Welfare* 厚生労働省
antidepressants* 抗うつ薬　　　antianxiety drugs* 抗不安薬　　　apps* アプリ

1. Which of the following would be the most appropriate word to put into the blank in the first paragraph?
   1. Additionally
   2. Nonetheless
   3. Preferably
   4. Regardless

   | 25 |

2. Which of the following describes what the WHO has NOT done?
   1. It has updated its guide and provided information about a new illness.
   2. It has recognized sitting for two hours per day in front of a screen as abnormal behavior.
   3. It has added video game addiction to its registry of officially recognized diseases.
   4. It has stated that the symptoms of video game addiction include having no control over the decision to start or finish gaming.

   | 26 |

3. According to the passage, which of the following is true?
   1. In the U.K., one particular game contributed to the divorces of over two hundred couples in 2018.
   2. All patients with video game addiction need some type of medicine as well as therapies.
   3. The estimated time adults and teenagers sit rose to approximately nine hours a day in 2016.
   4. People who continue to play video games throughout the year ought to be diagnosed as having video game addiction.

   | 27 |

Ⅶ. 次の英文を読み，３つの設問に対して最も適切な答えをそれぞれ１から４の中から１つ選び，その番号をマークしなさい。　【 解答番号　28　～　30　】

　　Rubella* is a highly contagious and infectious disease caused by the rubella virus.　It can spread very easily when an infected person breathes, coughs, or sneezes. People who were previously infected by the disease do not usually need to worry about getting infected again.　Unfortunately, even those people may not have enough antibodies* against the rubella virus.　It is also known that rubella infections can be avoided by getting a vaccination, which is the administration of a vaccine that helps the immune system* to develop antibodies to fight the disease.　However, infections have been spreading among male adults in Japan, and the government is now taking effective measures to (　　　　) this outbreak before the 2020 Tokyo Olympics and Paralympics.

　　In late October of 2018, the U.S. Centers for Disease Control and Prevention* announced, due to the rubella outbreak, the travel advisory for Japan had been raised to the second highest level.　They warned that pregnant women should not travel to Japan without passing the rubella antibody test, because the disease can have severe consequences for an unborn child if the infection occurs during early pregnancy.　A baby born to an infected mother may have heart defects, hearing problems, low birth weight, and mental retardation*.　According to the National Institute of Infectious Diseases*, over eleven hundred cases were reported in Japan within the first ten months of 2018.　Consequently, this alert was considered quite serious, especially considering the fact that about one and a half million American citizens visit Japan every year.

　　As of July 10th 2019, more than nineteen-hundred rubella cases were reported in Japan.　The total number of rubella cases reported in 2018 was two-thousand nine-hundred and nineteen.　The main reason for this outbreak was that many Japanese men over 30 had not been obliged to be vaccinated against rubella.　Between August 1977 and March 1995, only girls had the opportunity to receive rubella vaccinations through regular public vaccination programs.　In order to combat this outbreak, the Minister of Health, Labour and Welfare made an announcement in the middle of December that males between 39 and 56 years old would be able to take rubella antibody tests as well as be vaccinated free of charge.　People who were previously infected have tended to ignore the results, but those who have not passed the test are strongly advised to get vaccinated against this disease.

rubella*　風疹　　　antibodies*　抗体　　　immune system*　免疫システム
U.S. Centers for Disease Control and Prevention*　アメリカ疾病予防センター
mental retardation*　精神遅滞
National Institute of Infectious Diseases*　国立感染症研究所

1.　Which of the following would be the most appropriate word to put into the blank in the first paragraph?
   1. appreciate
   2. deteriorate
   3. eliminate
   4. initiate

   28

2.　Approximately how many Americans come to Japan every year?
   1. 150,000
   2. 1,500,000
   3. 15,000,000
   4. 150,000,000

   29

3.　According to the passage, which of the following is true?
   1. If you have had a rubella infection or vaccination before, you never have to consider taking an antibody test.
   2. It was reported that approximately two thousand U.S. citizens were infected with the rubella virus in 2018.
   3. The Japanese government did not change the rubella vaccination policy for over thirty years.
   4. If a pregnant woman gets infected with rubella, her child might be born with some serious defects.

   30

数 学

問題
(40分)

2年度

第一問　次の問に答えよ。

(1) $a > 0,\ b > 0$ のとき, $\left(\dfrac{a}{2} + \dfrac{3}{b}\right)\left(\dfrac{4}{a} + \dfrac{b}{6}\right)$ の最小値は $\dfrac{\boxed{1)}}{\boxed{2)}}$ である。

(2) 2次関数 $y = -x^2 + 4kx + 4k$ のグラフが x 軸から切り取る線分の長さが 3 になるとき, 定数 k の値は $\dfrac{-\boxed{3)} \pm \sqrt{\boxed{4)}\boxed{5)}}}{\boxed{6)}}$ である。

第二問　　次の問に答えよ。

(1) Aが3個のさいころを同時に投げ，Bが2個のさいころを同時に投げるとき，A，B

のうち少なくとも一方のさいころの目がすべて同じになる確率は $\dfrac{\boxed{7)}\ \boxed{8)}}{\boxed{9)}\ \boxed{10)}\ \boxed{11)}}$

である。

(2) 正二十面体の辺の数を e，頂点の数を v，面の数を f とするとき，$e = \boxed{12)}\ \boxed{13)}$，

$v = \boxed{14)}\ \boxed{15)}$ であり，$v - e + f = \boxed{16)}$ である。

第三問　次の問に答えよ。

(1) 3つの数 $\sqrt{2}$, $\sqrt[3]{3}$, $\sqrt[6]{6}$ について成り立つ不等式を次の 1.～6. の中から一つ選び,

該当する番号を $\boxed{17)}$ のマーク欄にマークせよ。

1. $\sqrt{2} < \sqrt[3]{3} < \sqrt[6]{6}$ 2. $\sqrt{2} < \sqrt[6]{6} < \sqrt[3]{3}$ 3. $\sqrt[3]{3} < \sqrt{2} < \sqrt[6]{6}$

4. $\sqrt[3]{3} < \sqrt[6]{6} < \sqrt{2}$ 5. $\sqrt[6]{6} < \sqrt{2} < \sqrt[3]{3}$ 6. $\sqrt[6]{6} < \sqrt[3]{3} < \sqrt{2}$

(2) $0 \leqq x < \dfrac{\pi}{2}$, $0 \leqq y < \dfrac{\pi}{2}$, $\sin x + \cos y = 1$ であるとき, $\cos x + \sin y$ の最小値は

$\boxed{18)}$, 最大値は $\sqrt{\boxed{19)}}$ である。

(3) 関数 $f(x) = \displaystyle\int_0^x (3t^2 + 8t - 3)\, dt$ の極大値は $\boxed{20)}\ \boxed{21)}$ であり, 極小値は

$-\dfrac{\boxed{22)}\ \boxed{23)}}{\boxed{24)}\ \boxed{25)}}$ である。

第四問　　次の問に答えよ。

(1) $a_5 = 89$, $a_{10} = 184$ である等差数列 $\{a_n\}$ の $\displaystyle\sum_{k=5}^{20} a_k$ の値は $\boxed{26)}\,\boxed{27)}\,\boxed{28)}\,\boxed{29)}$ である。

(2) ベクトル $\vec{a}$, $\vec{b}$ に対して $|\vec{a}| = 4$, $|\vec{b}| = 5$, $|\vec{a} - \vec{b}| = 6$ とする。t が実数全体を動くとき $|\vec{a} + t\vec{b}|$ の最小値は $\dfrac{\boxed{30)}\sqrt{\boxed{31)}}}{\boxed{32)}}$ である。

化　学

問題

(40分)

第　一　問　　次の問 1 〜 7 に答えよ。　　　　　　　［解答番号　1 〜 7 ］

問 1　　単体の組み合わせとして，最も適切なものを選べ。

［解答番号　1 ］

1.　アンモニアと硫酸　　　　　　2.　水とヘリウム
3.　ドライアイスと水素　　　　　4.　ダイヤモンドと硫黄
5.　メタンと銀

問 2　　純物質の組み合わせとして，最も適切なものを選べ。

［解答番号　2 ］

1.　食塩水と酸素　　　　　　　　2.　ホルマリンとエタノール
3.　氷と塩酸　　　　　　　　　　4.　花こう岩と石油
5.　鉄と塩化ナトリウム

問 3　　同族元素ではない組み合わせとして，最も適切なものを選べ。

［解答番号　3 ］

1.　ヘリウムとネオン　　　　　　2.　ホウ素とアルミニウム
3.　カリウムとカルシウム　　　　4.　酸素と硫黄
5.　リチウムとナトリウム

問 4　　質量数が 23 で，原子番号が 11 のナトリウム原子が Na^+ になったときの電子の数として，最も適切なものを選べ。

［解答番号　4 ］

1.　8　　　　　2.　9　　　　　3.　10　　　　4.　11　　　　5.　12
6.　21　　　　7.　22　　　　8.　23　　　　9.　32　　　　0.　34

問 5　　分子が直線形であるものを 1 つ選べ。

［解答番号　5 ］

1.　CO_2　　　　　2.　H_2O　　　　　3.　CH_4
4.　NH_3　　　　　5.　C_3H_8

問6　フェーリング液を還元する二糖で, 加水分解によってグルコースのみが得られる
　　　ものを1つ選べ。

［解答番号　6　］

1.　グリコーゲン　　　　2.　スクロース　　　　3.　ラクトース
4.　フルクトース　　　　5.　マルトース　　　　6.　セルロース

問7　多糖で, かつヨウ素溶液で呈色<u>しない</u>ものを1つ選べ。

［解答番号　7　］

1.　グリコーゲン　　　　2.　スクロース　　　　3.　ラクトース
4.　フルクトース　　　　5.　マルトース　　　　6.　セルロース

第 二 問　　次の問 1 ～ 4 に答えよ。ただし，原子量は H＝1.0，O＝16，S＝32 とし，気体 1 mol の体積は標準状態で 22.4 L とする。

[解答番号 | 8 | ～ | 16 |]

問 1　質量パーセント濃度 40％の硫酸を水で希釈して，1.2 mol/L の硫酸水溶液を 500 mL 調製したい。このとき必要な 40％硫酸の体積〔mL〕として，最も近い数値を選べ。ただし，40％硫酸の密度は 1.3 g/cm³ とする。

[解答番号 | 8 |]

1.	45	2.	87	3.	113	4.	135	5.	147
6.	171	7.	195	8.	213	9.	237	0.	251

問 2　標準状態において，ある気体 6.7 L の質量は 13.8 g であった。この気体の分子量として，最も近い数値を選べ。

[解答番号 | 9 |]

1.	16	2.	25	3.	38	4.	46	5.	56
6.	63	7.	74	8.	85	9.	93	0.	105

問 3　白金を触媒として，アンモニアと酸素を反応させると，一酸化窒素と水が生成する。次の反応式の係数【ア】～【エ】として，正しい数字を選べ。ただし，同じ数字を何度選択してもかまわない。

【ア】：[解答番号 | 10 |]
【イ】：[解答番号 | 11 |]
【ウ】：[解答番号 | 12 |]
【エ】：[解答番号 | 13 |]

【ア】NH_3　＋　【イ】O_2　⟶　【ウ】NO　＋　【エ】H_2O

1.	1	2.	2	3.	3	4.	4	5.	5
6.	6	7.	7	8.	8	9.	9	0.	10

問 4　硫酸で酸性にした過マンガン酸カリウムの水溶液は，強い酸化作用を示す。次の電子を含むイオン反応式の係数【オ】～【キ】として，正しい数字を選べ。ただし，同じ数字を何度選択してもかまわない。

【オ】：[解答番号 | 14 |]
【カ】：[解答番号 | 15 |]
【キ】：[解答番号 | 16 |]

MnO_4^-　＋　【オ】H^+　＋　【カ】e^-　⟶　Mn^{2+}　＋　【キ】H_2O

1.	1	2.	2	3.	3	4.	4	5.	5
6.	6	7.	7	8.	8	9.	9	0.	10

第　三　問　　　次の文章【ア】〜【オ】の下線部の現象を表す語句として，最も適切な
ものをそれぞれ選べ。ただし，同じ語句を何度選択してもかまわない。

[解答番号　17　〜　21　]

【ア】　乾いたガラスコップに冷たい飲み物を入れたとき，<u>コップの表面に水滴が
ついた。</u>

【イ】　−20℃ の冷凍庫内に保存していた<u>氷が，小さくなっていた。</u>

【ウ】　冷蔵庫に活性炭を入れると，<u>庫内の臭いが消えた。</u>

【エ】　セッケン水に油を入れて振り混ぜると，<u>油は微粒子となって水中に分散し
た。</u>

【オ】　天然ゴムを空気中に放置しておくと，しだいに<u>ゴム弾性を失った。</u>

【ア】：[解答番号　17　]
【イ】：[解答番号　18　]
【ウ】：[解答番号　19　]
【エ】：[解答番号　20　]
【オ】：[解答番号　21　]

1.　塩析　　　2.　吸着　　　3.　凝固　　　4.　凝縮　　　5.　酸化
6.　昇華　　　7.　蒸発　　　8.　潮解　　　9.　乳化　　　0.　融解

第 四 問　次の問1～3に答えよ。ただし，エタン（気），水（液），二酸化炭素（気）の生成熱は，それぞれ 84.0 kJ/mol，286 kJ/mol，394 kJ/mol とし，エチレン（気）の燃焼熱は 1412 kJ/mol とする。また，燃焼の際に生成する水は液体とする。

〔解答番号 22 ～ 24 〕

問1　エチレン（気）の生成熱〔kJ/mol〕として，最も近い数値を選べ。

〔解答番号 22 〕

1.　−446　　　2.　−334　　　3.　−124　　　4.　−52.0　　　5.　−24.0
6.　24.0　　　7.　52.0　　　8.　124　　　9.　334　　　0.　446

問2　エチレン（気）と水素（気）から，エタン（気）1 mol を生成する反応の反応熱〔kJ〕として，最も近い数値を選べ。

〔解答番号 23 〕

1.　32.0　　　2.　40.0　　　3.　76.0　　　4.　108　　　5.　124
6.　136　　　7.　145　　　8.　208　　　9.　250　　　0.　394

問3　エタン（気）の燃焼熱〔kJ/mol〕として，最も近い数値を選べ。

〔解答番号 24 〕

1.　680　　　2.　880　　　3.　990　　　4.　1170　　　5.　1280
6.　1560　　　7.　1650　　　8.　1850　　　9.　1960　　　0.　2240

第　五　問　　　次の文章 a ～ c を読み, 問 1 ～ 4 に答えよ。ただし, 原子量は H＝1.0,
C＝12, N＝14, O＝16, F＝19, S＝32, Cl＝35.5 とし, 空気の組成
は N₂ : O₂ ＝ 4 : 1 とする。

[解答番号 | 25 | ～ | 32 |]

a.　気体 A は, 刺激臭のある無色の気体で, 湿った赤色リトマス紙を青変させ
る。塩化水素に触れると白煙を生じる。

b.　気体 B は, 腐卵臭のある無色の有毒な気体で, 強い還元性があり, 水に溶
けて弱酸性を示す。

c.　気体 C は, 無色無臭の可燃性の気体で, 硫酸水銀 (II) などを触媒として
水を付加させると, アセトアルデヒドに変わる。

問1　気体 A ～ C として, 最も適切なものをそれぞれ選べ。

気体A : [解答番号 | 25 |]
気体B : [解答番号 | 26 |]
気体C : [解答番号 | 27 |]

1.　塩素　　　2.　フッ化水素　　3.　アンモニア　　4.　一酸化炭素
5.　二酸化炭素　6.　アセチレン　　7.　一酸化窒素　　8.　二酸化窒素
9.　硫化水素　　0.　二酸化硫黄

問2　気体 A ～ C の製法として, 最も適切なものをそれぞれ選べ。

気体A : [解答番号 | 28 |]
気体B : [解答番号 | 29 |]
気体C : [解答番号 | 30 |]

1.　石灰石に希塩酸を加える。
2.　硫化鉄 (II) に希硫酸を加える。
3.　銅片に濃硝酸を加える。
4.　酸化マンガン (IV) に濃塩酸を加えて加熱する。
5.　銅片に希硝酸を加える。
6.　ギ酸に濃硫酸を加えて加熱する。
7.　炭化カルシウムに水を加える。
8.　銅片に濃硫酸を加えて加熱する。
9.　塩化アンモニウムと水酸化カルシウムの混合物を加熱する。
0.　ホタル石に濃硫酸を加えて加熱する。

問3　気体A～Cのうち，空気より軽いものの組み合わせとして，最も適切なものを
　　　選べ。

[解答番号 31]

1．Aのみ　　　2．Bのみ　　　3．Cのみ　　　4．AとB

5．AとC　　　6．BとC　　　7．AとBとC

問4　気体Aの乾燥剤として，最も適切なものを選べ。

[解答番号 32]

1．濃硫酸　　　　2．十酸化四リン　　　3．塩化カルシウム

4．シリカゲル　　　5．ソーダ石灰

第　六　問　　　次の文章を読み，問1〜5に答えよ。

[解答番号　33　〜　37　]

　化合物 A，B，C および D の分子式はいずれも $C_4H_{10}O$ である。それぞれの化合物について，以下の実験を行った。

【実験1】
　化合物 A 〜 D に，硫酸酸性条件下，十分な量のニクロム酸カリウム水溶液を加えて加熱すると，化合物 A からはケトン E が生じ，化合物 B からはカルボン酸が生じた。化合物 C および D は，反応しなかった。

【実験2】
　次に，化合物 C および D に対し，濃硫酸を加えそれぞれ加熱すると，化合物 C は反応しなかったが，化合物 D は反応して気体 F を生じた。

問1　分子式 $C_4H_{10}O$ をもつ化合物には，可能な異性体がいくつあるか。ただし，一対の鏡像異性体（光学異性体）は1つと数える。

[解答番号　33　]

　　1.　4　　　　　2.　5　　　　　3.　6　　　　　4.　7　　　　　5.　8
　　6.　9　　　　　7.　10　　　　8.　11　　　　9.　12　　　　0.　13 以上

問2　化合物 A 〜 D の中で不斉炭素原子をもつものを1つ選べ。

[解答番号　34　]

　　1.　A　　　　　2.　B　　　　　3.　C　　　　　4.　D　　　　　5.　該当なし

問3　【実験1】において，化合物 A とニクロム酸カリウム水溶液との反応から生じたケトン E の構造式として，最も適切なものを選べ。

[解答番号　35　]

　　　　1　　　　　　　　2　　　　　　　　3　　　　　　　　4　　　　　　　　5

問4　【実験2】において，化合物 D と濃硫酸との反応から生じた気体 F の構造式として，最も適切なものを選べ。

〔解答番号　36　〕

1　　　　　2　　　　　3　　　　　4　　　　　5

6　　　　　7　　　　　8　　　　　9　　　　　0

問5　次の文中の【ア】と【イ】にあてはまるものの組合せとして，最も適切なものを選べ。

　化合物 A ～ D のうち，化合物【ア】は，ほかの 3 つの化合物よりも沸点が低い。この主な理由は，ほかの 3 つの化合物には【イ】がはたらいているためである。

〔解答番号　37　〕

	【ア】	【イ】
1	A	ファンデルワールス力
2	A	水素結合
3	B	ファンデルワールス力
4	B	水素結合
5	C	ファンデルワールス力
6	C	水素結合
7	D	ファンデルワールス力
8	D	水素結合

英　語

解答　2年度

2年度

推　薦

I

〔解答〕

1. 4　2. 1　3. 1　4. 2

5. 3　6. 1　7. 3　8. 1

〔出題者が求めたポイント〕

1. stay in shape「健康を保つ」。
2. currently は現在のことなので、受動態の現在進行形が正解。
3. do more harm than good「有害無益だ」。
4. on duty「当直、勤務中」。
5. take great pains to V「～するのにとても苦労する」。
6. the average life expectancy「平均寿命」。
7. on good terms with「～と仲がよい」。
8. out of the blue「突然」。

〔問題文訳〕

1. 私は健康を保つために朝早く起きて、毎朝仕事の前にジョギングをする。
2. 新薬の安全性と有効性は現在試験中である。
3. 喫煙が有害無益であることはよく知られている。
4. 溺れている人を見たので、私はその日当直のライフガードに助けを求めた。
5. ミランダは5人の子供をきちんと育てるのにとても苦労した。
6. 日本の平均寿命は84.2歳で、多くの沖縄の人は100歳以上だ。
7. アンバーとジェームズは本当にとても仲がよい。
8. 突然のことだったので、私はその発表を聞いてとてもショックを受けた。

II

〔解答〕

1. 2　2. 2　3. 4　4. 4

〔出題者が求めたポイント〕

1. wear out = fatigue「疲れさせる」。ここでは受動態。
2. file = hand in「提出する」。
3. fool = take in「だます」。ここでは受動態。
4. under the weather = unwell「具合が悪い」。

〔問題文訳〕

1. 非常に並外れた激務の後、工場の労働者たちはすっかり疲れきっていた。
2. ジョシュアは第一志望の学校への入学申請を提出したところだ。
3. 先日助けた小さな子どもたちが語る話に、我々はまんまとだまされた。
4. 彼はちょっと具合が悪そうなので、静かにして、そっとしておきなさい。

III

〔解答〕

1. 3　2. 4　3. 3

〔出題者が求めたポイント〕

1. why to discuss → why we should discuss または the reason to discuss
2. considerable → considerably
3. which → to which

〔問題文訳〕

1. 何をすればよいのか、この問題をどう扱えばよいのかがわかってきたので、私はなぜこの問題をこれ以上議論すべきなのか分からない。
2. デンマークで行われた研究によると、女性の生産性に与える月経の影響はかなり過小評価されている。
3. 何らかの変化がもたらされると、通常は体が適応しようとする反応が起こる。

IV

〔解答〕

1. 2　2. 4　3. 2

〔出題者が求めたポイント〕

選択肢訳

1. 1. さあね。私の知ったことではありません。
　　2. とても元気よ、ありがとう。
　　3. お会いできてよかったです。
　　4. 会議室に行くところです。
2. 1. とても気に入ったから。
　　2. ええと、本当に気に入った？
　　3. 全部なくなってしまったから。
　　4. ええと、まだほとんど残っているわ。
3. 1. 申し訳ありませんが、来週の金曜日は都合がつきません。
　　2. 申し訳ありませんが、先約があります。
　　3. またの機会によろしくお願いします。
　　4. 後日に延期していただけるとありがたいのですが。

〔全訳〕

1. A：やあ、エミリー！　調子はどう？
　　B：とても元気よ、ありがとう。あなたは元気？
　　A：悪くはないよ、でも、あんまりかな。
2. A：ママ、私の誕生日パーティーのために作ってくれた料理はどれもとてもおいしかったわ！
　　B：ありがとう。でも、あなたの友だちはチョコレートケーキを好まなかったみたいね。
　　A：なぜそんなことを言うの？
　　B：ええと、まだほとんど残っているわ。
3. A：次のプロジェクトについて打ち合わせをしませんか？
　　B：いつですか。金曜日の午前11時はいかがです

か？

A：申し訳ありませんが、先約があります。代わりに木曜日はいかがですか。午後2時以降ならいつでも空いています。

V

〔解答〕

(A)　ア　3　　イ　4　　ウ　3

(B)　エ　4　　オ　3　　カ　1

〔出題者が求めたポイント〕

(A)

ア　sensational「センセーショナルな」。sensible「分別のある」。sensitive「敏感な」。sensory「感覚の」。

イ　proactive「先を見越した」。promotive「促進する」。prospective「有望な」。protective「保護的な」。

ウ　counter「反論する」。foster「養育する」。nourish「栄養を与える」。repress「抑圧する」。

(B)

エ　along with「〜に加えて」。

オ　calculate「計算する」。motivate「動機づける」。regulate「調節する」。situate「置く」。

カ　to date「現在まで」。

〔全訳〕

(A)

　冬の発疹は、季節ごとに天候の変わる地域に住んでいる人にとってやっかいなものだ。皮膚が敏感な人は、寒い冬の時期に乾いた痒みのある発疹ができやすくなる。天然オイルを肌になじませることで、肌のうるおいが保たれ、保護作用が高まる。例えば、アボカドオイルは、肌に栄養を与える健康的な脂肪のおかげで、ダメージを治すのに優れている。冬の発疹を予防するために、化学物質、アルコール、香料を含む製品を避けることも推奨される。

(B)

　タンポポが最も健康的な植物のひとつであることを知っている人は多くない。この黄色い花をつける植物は、「綿毛」と呼ばれる種の頭を持ち、根から葉、花まで食べられ、栄養価も高い。2014年に発表された研究では、タンポポはケールとブロッコリーを含む、地球上で最も栄養価の高い食品41種類のうち、16番目にランクされた。タンポポには、鉄分、カルシウム、マグネシウム、カリウムに加え、ビタミンK、A、Cが豊富に含まれている。また、ビタミンE、葉酸、少量のビタミンBが含まれている。タンポポの根のコーヒーはカフェインを含まないので妊婦に人気がある。タンポポには抗酸化剤が含まれており、コレステロールや炎症を抑え、血糖値を調節し、血圧を下げ、消化を助け、免疫系の働きを高めることが多くの研究で示されている。しかし、現在までで、タンポポ・サプリメントの安全な用量に関するデータはあまりない。さらに、タンポポが、蕁麻疹、呼吸困難、顔、唇、舌、のどの腫れなどのアレルギー反応を引き起こす人もいる。

VI

〔解答〕

1．1　　2．2　　3．1

〔出題者が求めたポイント〕

1．Additionally「加えて」。Nonetheless「それにもかかわらず」。Preferably「望ましくは」。Regardless「関係なく」。

2．設問訳「WHOが行っていないことを記述しているのは次のどれか？」

選択肢訳

1．ガイドを更新し、新しい病気に関する情報を提供した。

2．1日2時間、画面の前に座っていることを異常行動と認識した。

3．公式に認められた疾病の登録に、ビデオゲーム中毒を追加した。

4．ビデオゲーム中毒の症状には、ゲームの開始や終了に対するコントロールの喪失が含まれると述べた。

3．設問訳「本文によれば、次のどれが正しいか？」

選択肢訳

1．英国では、あるゲームが2018年に200組以上のカップルが離婚する原因となった。

2．ビデオゲーム中毒の患者全員が、療法だけでなく何らかの薬を必要としている。

3．成人とティーンエイジャーが座っていた推定時間は、2016年に1日約9時間へと増加した。

4．1年中ビデオゲームをやり続ける人は、ゲーム中毒と診断されるべきだ。

〔全訳〕

　最近、研究者たちは、テレビやスマートフォンなどの画面の前で過ごす時間が、健康全般にとって重大なリスクになり得ることを示唆している。2019年の4月に発表された調査結果によると、2001年から2016年の間に5万人以上のアメリカの子供、ティーンエイジャー、大人が調査に参加し、2/3近くの子供とティーンエイジャーが、少なくとも1日2時間はテレビやビデオを見ていた。さらに、成人とティーンエイジャーについては、画面の前に座って過ごす時間の合計が、2007年から2016年にかけて約1時間増加した。多くの研究者は、無活動状態が糖尿病やガンなどの疾患、あるいは不安や抑うつなどの精神疾患の一因となる可能性があるということで意見が一致している。加えて、最近、画面の前での時間過多に関連する新たな病気が特定された。ビデオゲーム中毒だ。

　2019年5月、世界保健機関（WHO）は、ビデオゲーム中毒を他の精神衛生上の問題と同列に分類し、公式に疾病のひとつとして分類した。WHOの最新の公式診断ガイドによると、単にビデオゲームに時間をかけすぎるだけでは疾病とは認められない。重度の異常なゲーム行動が12ヵ月以上続いた場合に疾病と診断される。症状には、ゲームに対するコントロール（つまり、ゲームの開

始、頻度、期間、終了および背景のコントロール）を喪
失すること、他の生活上の関心や日常活動よりもゲーム
を優先すること、そして、仕事、学校、家庭生活などの
社会的関係に明らかな悪影響があるにもかかわらずゲー
ム習慣の継続または拡大すること、などがある。

　厚生労働省は、中学生や高校生の 7 人に 1 人がビデオ
ゲーム中毒になると推定している。英国では、2018 年
に 200 件以上の離婚が、ある人気のオンラインゲームへ
の執着によるものであった。かたやインドでは、政府が
別の人気のゲームを禁止した後、2 人の若者が自殺し
た。

　ビデオゲーム中毒は行動変容療法で治療される。グル
ープ療法もまた有効だ。特にゲーム中毒のために家族や
友人との連絡が途絶えた人にとっては。抑うつ、不安、
または他の精神疾患が併存していると診断された患者に
は、抗うつ薬または抗不安薬による治療が必要な場合も
ある。画面を見ている時間が長すぎる人たちが、より健
康的な生活を送るための第一歩は、自分がいかに活動的
でないかを自覚することだ。『フィットネスゲーム』と
しても知られているいくつかのアプリやアクティブなビ
デオゲームは、こうした人々がもっと動き回ることを促
すのに役立つだろう。健康の専門家によれば、屋外で活
動することは、深刻なビデオゲーム中毒を予防する上で
不可欠であり、日光にさらされることは有益だという。

Ⅶ
〔解答〕
1. 3　　2. 2　　3. 4
〔出題者が求めたポイント〕
1．appreciate「高く評価する」。deteriorate「悪化させ
　る」。eliminate「除去する」。initiate「開始する」。
2．one and a half million = 1,500,000
3．設問訳「本文によれば、次のどれが正しいか？」
選択肢訳
1．風疹に感染することや、予防接種を受けたことがあ
　れば、抗体検査を受けることを考慮する必要はない。
2．2018 年に約 2,000 人の米国市民が風疹ウイルスに感
　染したと報告されている。
3．日本政府は 30 年以上風疹の予防接種政策を変えて
　いない。
4．妊婦が風疹に感染すると、その子供に重大な欠陥が
　生まれる可能性がある。
〔全訳〕
　風疹は、風疹ウイルスによって引き起こされる感染力
の強い感染症だ。感染者が呼吸、せき、くしゃみをする
と、ごく容易に拡散することがある。以前にこの病気に
感染したことがある人は、通常、再度の感染を懸念する
必要はない。残念なことに、そうした人でも風疹ウイル
スに対する抗体が十分にないことがある。風疹はまた、
免疫系の抗体産生を助けるワクチンを接種することによ
って予防できることも知られている。しかし、日本では
成人男性の間で感染が広がっており、政府は現在、2020

年の東京オリンピック・パラリンピックまでにこの感染
を排除するため、効果的対策を講じつつある。
　米国疾病管理予防センター（CDC）は 2018 年 10 月末、
風疹の発生を受け、日本への渡航勧告を 2 番目に高いレ
ベルに引き上げたと発表した。妊娠初期に感染すると胎
児への影響が大きいため、風疹抗体検査を受けずに渡航
してはならないと警告したのだ。感染した母親から生ま
れた乳児には、心臓の異常、聴覚の問題、低出生体重、
精神遅滞などがみられる。国立感染症研究所によれば、
2018 年の最初の 10 ヵ月間に日本で 1,100 件以上の症例
が報告されており、毎年約 150 万人の米国市民が日本を
訪れることを考えると、この警告は極めて重大であると
考えられた。
　2019 年 7 月 10 日現在、日本では 1,900 人以上の風疹
症例が報告されている。2018 年に報告された風疹症例
の総数は 2,919 例であった。この流行の主な理由は、30
歳以上の日本人男性の多くが風疹の予防接種を義務づけ
られていなかったことである。1977 年の 8 月から 1995
年の 3 月まで、風疹の定期接種を受ける機会があったの
は女子だけだった。この流行に対処するため、厚生労働
大臣は、39 歳から 56 歳までの男性は風疹抗体検査を受
けることができ、無料で予防接種を受けることができる
と 12 月中旬に発表した。以前に感染した人は結果を無
視する傾向があるが、検査に合格しなかった人は、この
病気の予防接種を受けるよう強く推奨されている。

数　学

解答　2年度

❶

〔解答〕

(1)
1)	2)
9	2

(2)
3)	4)	5)	6)
2	1	3	4

〔出題者が求めたポイント〕

(1) 相加平均と相乗平均を用いて分数式の最小値を求める問題。

(2) 放物線が x 軸から切り取る線分の長さに関する問題。

〔解答のプロセス〕

(1) 与式を展開すると

$$\left(\frac{a}{2}+\frac{3}{b}\right)\left(\frac{4}{a}+\frac{b}{6}\right)=\frac{ab}{12}+\frac{12}{ab}+\frac{5}{2}$$

ここで，$a>0$，$b>0$ より，相加平均と相乗平均の不等式から

$$\frac{ab}{12}+\frac{12}{ab}\geqq 2\sqrt{\frac{ab}{12}\cdot\frac{12}{ab}}=2$$

等号は $\dfrac{ab}{12}=\dfrac{12}{ab}$ のとき，つまり $ab=12$ を満たすときに成り立つ。

$$\therefore\ (与式)=\frac{ab}{12}+\frac{12}{ab}+\frac{5}{2}\geqq\frac{9}{2}$$

よって，$ab=12$ を満たす a, b のとき，与式の最小値は $\dfrac{9}{2}$

(2) 放物線 $y=-x^2+4kx+4k$ が x 軸から切り取る線分の長さは方程式 $-x^2+4kx+4k=0$ の異なる実数解の差である。$x^2-4kx-4k=0\cdots①$が異なる2つの実数解をもつとき

$$(判別式)=(-2k)^2+4k=4k(k+1)>0$$

つまり，$k<-1$，$0<k$

k がこの範囲にあるとき，①の実数解を α, β（$\alpha<\beta$）とおく。解と係数の関係から

$$\alpha+\beta=4k,\ \alpha\beta=-4k$$

であり，x 軸から切り取る線分の長さは $\beta-\alpha$ であるから

$$(\beta-\alpha)^2=(\alpha+\beta)^2-4\alpha\beta$$
$$=(4k)^2+16k=3^2$$

つまり　$16k^2+16k-9=0$

$$k=\frac{-2\pm\sqrt{13}}{4}$$

これはともに $k<-1$，$0<k$ を満たすので，求める k の値は

$$k=\frac{-2\pm\sqrt{13}}{4}$$

❷

〔解答〕

(1)
7)	8)	9)	10)	11)
4	1	2	1	6

(2)
12)	13)	14)	15)	16)
3	0	1	2	2

〔出題者が求めたポイント〕

(1) 2人がさいころを投げたときに，一方が同じ目を出す確率の計算。和事象の考え方を利用する。

(2) 正二十面体の辺，頂点，面の数。オイラーの多面体定理を用いる。知識問題である。

〔解答のプロセス〕

(1) A が3つのさいころを投げたとき，すべての目が同じになる事象を A，B が2つのさいころを投げたとき，すべての目が同じになる事象を B とする。また，事象 X が起こる確率を $P(X)$ と表す。

このとき，確率 $P(A)$，$P(B)$ は

$$P(A)=\frac{6}{6^3}=\frac{1}{36},\ P(B)=\frac{6}{6^2}=\frac{1}{6}$$

また，A の3つのさいころがすべて同じ目で，かつ B の2つのさいころがすべて同じ目である確率は

$$P(A\cap B)=\frac{6}{6^3}\cdot\frac{6}{6^2}=\frac{1}{216}$$

よって，A, B のさいころのうち少なくとも一方の目がすべて同じになる確率は

$$P(A\cup B)=P(A)+P(B)-P(A\cap B)$$
$$=\frac{1}{36}+\frac{1}{6}-\frac{1}{216}=\frac{41}{216}$$

(2) 正 n 面体の辺の数 e，頂点の数 v，面の数 f は次の表の通りである。

n	4	6	8	12	20
辺の数(e)	6	12	12	30	30
頂点の数(v)	4	8	6	20	12
面の数(f)	4	6	8	12	20

よって，正二十面体の

辺の数 $e=30$，頂点の数 $f=12$

であり，面の数 $v=20$ なので

$$v-e+f=20-30+12=2$$

❸

〔解答〕

(1)
17)
5

(2)
18)	19)
1	3

(3)
20)	21)	22)	23)	24)	25)
1	8	1	4	2	7

〔出題者が求めたポイント〕

(1) 底が異なる指数の大小比較。

(2) 三角関数の最大・最小。

(3) 定積分で表された関数の極値。

〔解答のプロセス〕

(1) $a=\sqrt{2}$, $b=\sqrt[3]{3}$, $c=\sqrt[6]{6}$ とおく。これらはすべて
の正の実数より、6乗しても大小は変わらない。ここ
で、a^6, b^6, c^6 を求めると

$$a^6=8, \quad b^6=9, \quad c^6=6$$

より、この3つの数の大小は $c^6<a^6<b^6$

よって $c<a<b$ $\quad\therefore\quad \sqrt[6]{6}<\sqrt{2}<\sqrt[3]{3}$

これを満たす選択肢は 5。

(2) $\cos x+\sin y=k$ とおく。

$$\begin{cases} \sin x+\cos y=1 & \cdots① \\ \cos x+\sin y=k & \cdots② \end{cases}$$

について、①、②の両辺を2乗して足すと

$$(\sin x+\cos y)^2+(\cos x+\sin y)^2$$
$$=2+2(\sin x\cos y+\cos x\sin y)$$
$$=2+2\sin(x+y)=1+k^2$$

つまり、$k^2=2\sin(x+y)+1$

ここで、$0\le x<\dfrac{\pi}{2}$, $0\le y<\dfrac{\pi}{2}$ であり、x, y は①

を満たす独立な2変数より

$$0\le x+y<\pi \quad\therefore\quad 0\le\sin(x+y)\le1$$

よって、k のとりうる値の範囲は、$k>0$ より

$$1\le k^2\le3 \quad\therefore\quad 1\le k\le\sqrt{3}$$

より、$\cos x+\sin y$ は $x+y=0$ のとき最小値 1,

$x+y=\dfrac{\pi}{2}$ のとき最大値 $\sqrt{3}$

(3) $f(x)=\displaystyle\int_0^x(3t^2+8t-3)dt$ を計算すると

$$f(x)=\int_0^x(3t^2+8t-3)dx$$
$$=\left[t^3+4t^2-3t\right]_0^x$$
$$=x^3+4x^2-3x$$

x で微分して

$$f'(x)=3x^2+8x-3=(3x-1)(x+3)$$

より、$f'(x)=0$ を満たす $x=-3$, $\dfrac{1}{3}$

$f(x)$ 増減は次の通り。

x	$\cdots$	-3	$\cdots$	$\dfrac{1}{3}$	$\cdots$
$f'(x)$	$+$	0	$-$	0	$+$
$f(x)$	↗		↘		↗

よって、$y=f(x)$ の極大値は $x=-3$ のとき

$$f(-3)=-27+36+9=18$$

極小値は $x=\dfrac{1}{3}$ のとき

$$f\left(\dfrac{1}{3}\right)=\dfrac{1}{27}+\dfrac{4}{9}-1=-\dfrac{14}{27}$$

4

〔解答〕

(1)

26)	27)	28)	29)
3	7	0	4

(2)

30)	31)	32)
3	7	2

〔出題者が求めたポイント〕

(1) 等差数列の和の計算。

(2) ベクトルの大きさの最小値。

〔解答のプロセス〕

(1) 数列 $\{a_n\}$ の初項 a, 公差 d とおく。このとき、
$a_5=89$, $a_{10}=184$ から

$$a_5=a+4d=89$$
$$a_{10}=a+9d=184$$

これを解いて $a=13$, $d=19$

つまり、一般項は $a_n=13+19(n-1)=19n-6$

このとき、$\displaystyle\sum_{k=5}^{20}a_k$ は

$$\sum_{k=5}^{20}a_k=\sum_{k=5}^{20}(19k-6)$$
$$=\dfrac{1}{2}(89+374)\cdot16$$
$$=463\cdot8=3704$$

(2) $|\vec{a}-\vec{b}|=6$ より、両辺を2乗して

$$|\vec{a}-\vec{b}|^2=|\vec{a}|^2-2\vec{a}\cdot\vec{b}+|\vec{b}|^2$$
$$=41-2\vec{a}\cdot\vec{b}=36$$
$$\vec{a}\cdot\vec{b}=\dfrac{5}{2}$$

ここで、$|\vec{a}-t\vec{b}|^2$ は

$$|\vec{a}-t\vec{b}|^2=|\vec{a}|^2-2t\vec{a}\cdot\vec{b}+t^2|\vec{b}|^2$$
$$=25t^2-5t+16$$
$$=25\left(t-\dfrac{1}{10}\right)^2+\dfrac{63}{4}$$

よって、$|\vec{a}-t\vec{b}|>0$ なので、$|\vec{a}-t\vec{b}|$ の最小値は

$$t=\dfrac{1}{10} \text{ のとき、最小値 } \dfrac{3\sqrt{7}}{2}$$

化 学

解答

2年度

第一問

〔解答〕

1	4
2	5
3	3
4	3
5	1
6	5
7	6

〔出題者が求めたポイント〕

単体・化合物・混合物，周期表，イオンの電子の数，分子の形，糖の性質

〔解答のプロセス〕

1 何種類かの物質が混ざっている物質を混合物といい，ほかの物質が混ざっていない物質を純物質という。純物質のうち，1種類の元素から構成されている物質を単体，2種類以上の元素からできている物質を化合物という。

物質 — 純物質 — 単体（水素 H_2，酸素 O_2 など）
　　　　　　　 — 化合物（水 H_2O など）
　　　 — 混合物（食塩水など）

2 溶液は，溶媒と溶質の混合物であることに注意する。

3 同族元素とは，周期表で同じ縦の列に属する元素のことである。1は18族（希ガス（貴ガス）），2は13族，4は16族，5は1族（アルカリ金属）である。3のカリウムは1族で，カルシウムは2族である。

4 原子番号は陽子の数と等しいので陽子の数は11。また，Na原子の電子の数は陽子の数と等しく11である。Na^+になると，電子が1個減り，全体の電荷が＋となるので，Na^+の電子の数は10。

5 1は直線形，2は折れ線形，3は正四面体形，4は三角すい形，5のプロパンの分子の形は次のようになり，Hを除くと折れ線形といえる。

6 還元生を示さない糖はスクロースやグリコーゲン，デンプン，セルロースといった多糖類なので，フェーリング液を還元する糖はこれら以外の糖を選ぶ。構成単糖は，1はグルコース，2はグルコース＋フル

クトース，3はガラクトース＋グルコース，4は単糖類，5はグルコース＋グルコース，6はグルコースである。

7 グリコーゲンとセルロースが多糖類にあたる。セルロースはらせん構造にはならず，直線的な構造をしているため，デンプンやグリコーゲンのようにヨウ素を取り込む部分がない。そのため，ヨウ素デンプン反応は示さない。

第二問

〔解答〕

8	3
9	4

10	4	11	5	12	4	13	6
14	8	15	5	16	4		

〔出題者が求めたポイント〕

濃度，密度と物質量，化学反応式・e^-を含むイオン反応式の作り方

〔解答のプロセス〕

8 必要な40%硫酸の体積を x〔mL〕とおく。1.2mol/Lの硫酸水溶液 500mL 中の溶質の硫酸の質量は，モル質量が 98g/mol なので，

$$1.2 \times \frac{500}{1000} \times 98 = 58.8 \text{ g}$$

$1L = 1000cm^3 = 1000mL$ であるので，x〔mL〕の硫酸水溶液の質量は，$1.3x$〔g〕，
質量パーセント濃度が40%の溶質の硫酸の質量は，

$$1.3x \times \frac{40}{100} = 0.52x$$

以上より，

$$0.52x = 58.8$$
$$x = 113.1 \text{ mL}$$

9 1mol（標準状態で22.4L）のモル質量を x〔g/mol〕とおくと，

$$6.7\text{L} : 13.8\text{g} = 22.4\text{L} : x$$
$$x = 46.1 \text{ g/mol}$$

モル質量から単位を除いたものが分子量になる。

10 ～ 13

硝酸の工業的製法であるオストワルト法の反応の一部である。

$$4NH_3 + 5O_2 \longrightarrow 4NO + 6H_2O$$

14 ～ 16

酸性条件下での過マンガン酸イオンは酸化剤としてはたらくと Mn^{2+} となる。

$$MnO_4^- \longrightarrow Mn^{2+}$$

Oの不足を H_2O で，Hの不足を H^+ で補うと，

$$MnO_4^- + 8H^+ \longrightarrow Mn^{2+} + 4H_2O$$

左辺と右辺の電荷をあわせるため，e^- で調整すると，e^- を含むイオン反応式は次のようになる。

$$MnO_4^- + 8H^+ + 5e^- \longrightarrow Mn^{2+} + 4H_2O$$

第三問

〔解答〕

17	4
18	6
19	2
20	9
21	5

〔出題者が求めたポイント〕

身のまわりの化学現象

〔解答のプロセス〕

17 ～ 21

【ア】空気中の水蒸気が水になってコップの表面に付着するため起こる。よって，気体が液体になる状態変化(凝縮)を選ぶ。

【イ】冷凍庫の中は水蒸気がないので，乾燥している。そのため，氷が直接水蒸気となって，湿度を高めようと作用する。よって，固体が直接，気体になる状態変化(昇華)を選ぶ。

【ウ】活性炭を置くことで，臭いがとれたのは，臭い分子が活性炭の表面に吸着したからである。

【エ】セッケンが油汚れに触れると，セッケンの疎水基の部分が油汚れと引き合う。油汚れは，やがてセッケンのミセルの内部に取り込まれて，微粒子となって水中に分散する。このような作用をセッケンの乳化作用という。

【オ】ゴム分子中の二重結合の部分が空気中の酸素によって酸化されてしまうためゴム弾性を失う。この現象をゴムの老化という。

第四問

〔解答〕

22	4
23	6
24	6

〔出題者が求めたポイント〕

熱化学方程式

〔解答のプロセス〕

22 エチレンを完全燃焼させたときの熱化学方程式は次のようになる。

$$C_2H_4(気) + 3O_2(気) \longrightarrow 2CO_2(気)$$
$$+ 2H_2O(液) + 1412\,kJ$$

反応熱と生成熱の間には，次のような関係がある。

反応熱 $Q =$ 生成物の生成熱の総和 − 反応物の生成熱の総和

この公式に上記の熱化学方程式の値をあてはめる。エチレン(気)の生成熱を x〔kJ/mol〕とおくと，単体の生成熱は 0 kJ/mol なので，

$$Q = (394 \times 2 + 286 \times 2) - (x \times 1 + 0) = 1412\,kJ$$
$$x = -52.0\,kJ/mol$$

23 求める反応熱を Q〔kJ〕として，熱化学方程式をあらわすと次のようになる。

$$C_2H_4(気) + H_2(気) \longrightarrow C_2H_6(気) + Q\,kJ$$

この熱化学方程式の値を 22 と同様の公式にあてはめると，

$$Q = (84.0 \times 1) - (-52.0 \times 1 + 0) = 136\,kJ$$

24 エタンの燃焼熱を Q〔kJ/mol〕として，エタンの完全燃焼の熱化学方程式をあらわすと次のようになる。

$$C_2H_6(気) + \frac{7}{2}O_2(気)$$
$$\longrightarrow 2CO_2(気) + 3H_2O(液) + Q\,kJ$$

この熱化学方程式の値を 22 と同様の公式にあてはめると，

$$Q = (394 \times 2 + 286 \times 3) - (84.0 \times 1 + 0)$$
$$Q = 1562\,kJ$$

第五問

〔解答〕

25	3	26	9	27	6
28	9	29	2	30	7
31	5				
32	5				

〔出題者が求めたポイント〕

気体の製法，空気の平均分子量，乾燥剤

〔解答のプロセス〕

25 ～ 27

a 塩化水素とアンモニアが反応すると，塩化アンモニウムの白煙を生じる。塩化水素やアンモニアの検出に用いられる。

$$HCl + NH_3 \longrightarrow NH_4Cl$$

b 硫化水素は火山ガスや温泉水などに含まれる無色で腐卵臭のある有毒な気体である。水に溶けると弱酸性を示す。硫化水素の S は最低酸化数であり，−2 をとる。つまり，硫化水素は酸化することしかできないため，強い還元性を示す。

c
$$CH{\equiv}CH + H_2O \xrightarrow{HgSO_4} \left(\begin{array}{c} H \quad\quad OH \\ C{=}C \\ H \quad\quad H \end{array} \right)$$

ビニルアルコール(不安定)

$$\longrightarrow CH_3\text{-}\overset{\displaystyle O}{\overset{\|}{C}}\text{-}H$$

アセトアルデヒド

28 ～ 30

それぞれの化学反応式は次のようになる。

1. $CaCO_3 + 2HCl \longrightarrow CaCl_2 + CO_2 + H_2O$
2. $FeS + H_2SO_4 \longrightarrow FeSO_4 + H_2S$
3. $Cu + 4HNO_3 \longrightarrow Cu(NO_3)_2 + 2H_2O + 2NO_2$
4. $4HCl + MnO_2 \longrightarrow MnCl_2 + 2H_2O + Cl_2$
5. $3Cu + 8HNO_3 \longrightarrow 3Cu(NO_3)_2 + 4H_2O + 2NO$
6. $HCOOH \longrightarrow H_2O + CO$
7. $CaC_2 + 2H_2O \longrightarrow CH{\equiv}CH + Ca(OH)_2$

8．$Cu + 2H_2SO_4 \longrightarrow CuSO_4 + 2H_2O + SO_2$

9．$2NH_4Cl + Ca(OH)_2 \longrightarrow CaCl_2 + 2H_2O + 2NH_3$

10．$CaF_2 + H_2SO_4 \longrightarrow 2HF + CaSO_4$

$\boxed{31}$　空気の平均分子量は $28 \times \dfrac{4}{5} + 32 \times \dfrac{1}{5} = 28.8$

なので，分子量がこれよりも小さい気体を選べばよい。A の分子量は 17，B の分子量は 34，C の分子量 26。

$\boxed{32}$　酸性乾燥剤は塩基性の気体，塩基性乾燥剤は酸性の気体に使用することはできない。塩化カルシウムは中性乾燥剤であるが，アンモニアと反応するので，アンモニアの乾燥剤には適さない。シリカゲルは両性酸化物であるため，アンモニアの乾燥剤には適さない。

第六問

〔解答〕

$\boxed{33}$	4
$\boxed{34}$	1
$\boxed{35}$	2
$\boxed{36}$	8
$\boxed{37}$	6

〔出題者が求めたポイント〕

異性体，アルコールの酸化・脱水反応，エーテルの沸点

〔解答のプロセス〕

$\boxed{33}$　$C_4H_{10}O$ の異性体には次の構造が存在する（不斉炭素原子には＊をつけた）。

CH₃-CH₂-CH₂-CH₂　　CH₃-CH₂-*CH-CH₃
　　　　　　　　OH　　　　　　　　　OH

　　　　CH₃　　　　　　　CH₃
CH₃-CH-CH₂　　CH₃-C-CH₃
　　　　OH　　　　　　OH

CH₃-CH₂-O-CH₂-CH₃　　CH₃-O-CH₂-CH₂-CH₃

　　　　CH₃
CH₃-O-CH-CH₃

$\boxed{34}$　【実験1】より，化合物 A は第二級アルコール，化合物 B は第一級アルコール化合物 C，D はエーテルまたは第三級アルコール。

【実験2】より化合物 D は脱水反応を起こしているので，アルコール，化合物 C はエーテルであることがわかる。

以上より，化合物 A は第二級アルコール，化合物 B は第一級アルコール，化合物 C はエーテル，化合物 D は第三級アルコールであることがわかる。$\boxed{33}$ より不斉炭素原子をもつ化合物は第二級アルコールなので，化合物 A が該当する。

$\boxed{35}$　第二級アルコールの酸化では-OH の H と-OH のついた C に結合した H がとれることで酸化反応が起こる。

CH₃-CH₂-CH-CH₃ ⟶ CH₃-CH₂-C-CH₃
　　　　　　　OH　　　　　　　　　‖
　　　　　　　　　　　　　　　　　　O

$\boxed{36}$　脱水反応で気体が発生するので，160℃ ～ 170℃で加熱をすることで，分子内脱水を行なっている。

　　　　CH₃　　　　　　　　　　　　　H　　　　CH₃
CH₃-C-CH₃ $\xrightarrow[160\sim170℃]{濃硫酸}$ C=C
　　　　OH　　　　　　　　　　　　　H　　　　CH₃

平成31年度

問　題　と　解　答

平成31年度

英 語

問題

(40分)

31年度

I. 次の各英文の (   ) に入る語句として最も適切なものを，それぞれ１から４の中から１つ選び，その番号をマークしなさい。　【 解答番号　 1 　〜 　 8 　】

1. It is no (   ) a person of her ability is so successful in that field.
    1. doubt
    2. natural
    3. wonder
    4. worth
    　 1

2. The problem I have run (   ) is finding time for regular exercise in my busy life.
    1. after
    2. around
    3. for
    4. into
    　 2

3. Deborah, (   ) is usual with her, turned down her colleagues' offer to help her with the new project.
    1. as
    2. it
    3. what
    4. who
    　 3

4. They broke (   ) their conversation when they heard somebody knocking on the door.
    1. apart
    2. down
    3. off
    4. up
    　 4

5. The student made a (   ) effort to acquire a full-tuition scholarship.
    1. persistence
    2. persistency
    3. persistent
    4. persisting
    　 5

6. The university has recently allocated funds to renovate the existing laboratories and build (   ) science building.
    1. another
    2. one another
    3. other
    4. the other
    　 6

7. Not everyone is here yet, but it's already two o'clock, so we should get (   ).
    1. start
    2. started
    3. starting
    4. to start
    　 7

8. I often recommend this room to honeymooners as it (   ) a beautiful night view out over the city.
    1. affords
    2. brings
    3. donates
    4. leaves
    　 8

Ⅱ．次の各英文の下線部の文脈における意味として最も近いものを，それぞれ1から4の中から1つ選び，その番号をマークしなさい。　【 解答番号　9 ～ 12 】

1. This product comes with a two-year <u>warranty</u> if you purchase it this week.
    1. agreement
    2. contract
    3. declaration
    4. guarantee

    9

2. He was arrested on suspicion of having revealed <u>confidential</u> information.
    1. classified
    2. crucial
    3. influential
    4. precise

    10

3. Despite its continuing problem of regional economic <u>disparity</u>, the country has survived as a nation.
    1. difference
    2. harmony
    3. individuality
    4. similarity

    11

4. The executive board has decided to accept the new president's proposal without <u>reservation</u>.
    1. confidence
    2. engagement
    3. hesitancy
    4. territory

    12

Ⅲ．次の各英文で間違っている箇所を，それぞれ1から4の中から1つ選び，その番号をマークしなさい。　【 解答番号　13 ～ 15 】

1. <u>At</u> the meeting, Prof. Johnson and Prof. Goldman <u>presented</u> the solutions for the
   　1　　　　　　　　　　　　　　　　　　　　　　　　　2
   problem, and Prof. Johnson's idea was <u>far more</u> realistic than <u>Prof. Goldman</u>.
   　　　　　　　　　　　　　　　　　　　　3　　　　　　　　　　　4

    13

2. The new students <u>specializing</u> in economics are planning to visit the city, <u>which</u>
   　　　　　　　　　　1　　　　　　　　　　　　　　　　　　　　　　　　　　2
   is well-known for <u>being</u> <u>as traditional</u> banking center.
   　　　　　　　　　　3　　　　4

    14

3. The committee <u>is consisted</u> <u>mainly of</u> senior officials, <u>including</u> the vice-president,
                   1   2   3

who is also <u>in charge</u> of admissions.
              4

| 15 |

IV. 次の A と B の会話が一番自然な流れとなるように, (　　　) の中に入る語句として最も適切なものを, それぞれ 1 から 4 の中から 1 つ選び, その番号をマークしなさい。

【 解答番号 | 16 | ～ | 18 | 】

1. A: Good morning, Alice.　You look pale.　Are you ready for the next class?
   B: Well, not really.　It seems like I'm losing my voice.
   A: (　　　)
   1. I took some medicine for it this morning.
   2. Good for you.　Why don't you go see a doctor?
   3. Should I give your presentation for you?
   4. Oh, no.　Maybe I should go home early today.

| 16 |

2. A: Hello, Ben?　It's me, Dan.　Can I talk to you now?
   B: I'm sorry, I have to go to a meeting right now.　(　　　)
   A: Don't worry.　I'll email you later.
   1. Could you return my call afterwards?
   2. Let me call you back in two hours.
   3. I'll get a return call to you as soon as possible.
   4. Would you mind calling you later?

| 17 |

3. A: How come Linda is in a good mood today?
   B: I don't know, but (　　　)　She can't keep things to herself.
   A: You have a point.　Here she comes!
   1. we will find out sooner or later.
   2. no sooner we know than she talks to us.
   3. I'm sure that we'll catch up to her later on.
   4. we'll eventually know that way.

| 18 |

V．次の各英文の空欄に入る語句として最も適切なものを，それぞれ 1 から 4 の中から
1 つ選び，その番号をマークしなさい。　　　【 解答番号 ⌈ 19 ⌉ ～ ⌈ 24 ⌉ 】

(A)　The widespread （　ア　）to provide medication to women who are expecting a
baby comes from a lack of data on treating illnesses with drugs during pregnancy.
There is not much data just because pregnant women have been generally （　イ　）
from clinical trials*, controlled tests of a new drug or a new invasive medical device*
on humans.　（　ウ　）, an agency of the U. S. Department of Health and Human
Services* released a guideline on when and how pregnant women can participate in
clinical trials for drugs and therapies in April 2018.　It covers considerations such
as how pregnancy affects the drug absorption, as well as appropriate data collection
and safety monitoring.

clinical trials*　臨床試験　　　invasive medical device*　侵襲性の医療機器
U. S. Department of Health and Human Services*　アメリカ合衆国保健福祉省

ア　1. attention　　　2. importance　　3. intention　　　4. reluctance　　⌈ 19 ⌉

イ　1. comprised　　　2. excluded　　　3. expelled　　　4. implicated　　⌈ 20 ⌉

ウ　1. Additionally　2. Expectedly　　3. However　　　4. Moreover　　　⌈ 21 ⌉

(B)　Dirty air is one of the most serious national issues in industrialized countries.
According to a recent study, breathing in contaminated air now ranks fourth highest
among the causes of death in the world.　（　エ　）age or sex, a lot of people are
suffering from chronic illness, including asthma* and heart disease.　When people
breathe in the really tiny pollutant particles, which scientists call particulates*, they
（　オ　）deep into the lungs.　After that, the blood delivers the particulates, which
can trigger inflammation*, to the whole body.　The problem is that inflammation in
the brain may destroy sensitive cells* and （　カ　）to memory difficulties.

asthma*　喘息　　　particulates*　微粒子　　　inflammation*　炎症
sensitive cells*　感受性細胞

エ　1. Along with　　2. Except for　　3. In response of　4. Regardless of　⌈ 22 ⌉

オ　1. commute　　　2. fill　　　　　3. intake　　　　4. penetrate　　⌈ 23 ⌉

カ　1. contribute　　2. occur　　　　3. stimulate　　　4. tempt　　　⌈ 24 ⌉

7

Ⅵ. 次の英文を読み，3つの設問に対して最も適切な答えをそれぞれ1から4の中から1つ選び，その番号をマークしなさい。　　　　　【 解答番号　25 ～ 27 】

Throughout the world, tobacco kills more than seven million people every year, according to a report by the World Health Organization*. Of these, more than six million die from direct tobacco use, while approximately 890,000 are non-smokers who have been exposed to second-hand smoke. What is most troubling about tobacco is that even people who do not smoke can suffer from serious cardiovascular* and respiratory* diseases. Second-hand smoke can lead to sudden death of infants and low birth rates for pregnant women.

Green Tobacco Sickness (GTS) is another problem for children who do not smoke but work in tobacco plantations. GTS is a form of acute* nicotine poisoning that is caused by nicotine absorbed through the skin from wet tobacco leaves when harvested by hand. The amount of nicotine absorbed per day is equivalent to about forty cigarettes. In some countries, many children from low income households labor on tobacco farms. Symptoms of GTS include nausea*, vomiting*, abdominal* pain, headaches, dizziness, rapid heart rate, difficulty in breathing, and confusion. One non-profit organization is urging governments and tobacco companies to take urgent steps to deal with these problems.

France is traditionally a country whose citizens love cigarettes, and is informally known as "Europe's chimney." The French government has tried to restrict smoking since 1976, and in recent years it has become especially serious about implementing a smoking ban. In 2010, tobacco companies were required to display pictorial* health warnings along with text on packages. Furthermore, the government decided to increase the average price of a pack to ten euros by the end of 2020, in the expectation that higher pricing would reduce cigarette consumption. The national tobacco-free month campaign also encourages smokers to stop the bad habit by (   ) the cost of nicotine patches, which facilitates the quitting process.

Consequently, according to a new study by the French Department of Public Health, one million people quit smoking from 2016 to 2017. 26.9 percent of adults smoked daily in 2017, while 29.4 percent lit up in the previous year. This sharp drop in the number had not been seen in a decade. At the same time, however, the report showed that 73,000 have their lives taken by tobacco-related diseases every year.   Tobacco control policies will continue to be a major concern for the French government.

World Health Organization*　世界保健機関　　cardiovascular*　心臓血管の
respiratory*　呼吸器の　　　acute*　急性の　　　nausea*　吐き気　　　vomiting*　嘔吐
abdominal*　腹部の　　　pictorial*　絵入りの

1. Which of the following would be the most appropriate word to put into the blank
    in the third paragraph?
    1. calculating
    2. charging
    3. estimating
    4. reimbursing

    25

2. Which of the following is NOT stated about the French government's efforts?
    1. The government has been trying to regulate the tobacco consumption for over
       forty years.
    2. A national campaign encourages smokers to have sweets instead of smoking.
    3. The government conducted a study showing a reduction in smoking rate.
    4. Cigarette packages must have some pictures that indicate the danger of
       smoking.

    26

3. According to the passage, which of the following is true?
    1. Over fifteen percent of people who are killed by tobacco around the world are
       non-smokers.
    2. Handling wet tobacco leaves all day long has an effect similar to smoking forty
       cigarettes.
    3. French smokers will have to pay about ten euros more for a package of tobacco
       in 2020 than now.
    4. For ten years, France has seen a decline in daily smoking by one million each
       year.

    27

Ⅶ. 次の英文を読み，３つの設問に対して最も適切な答えをそれぞれ１から４の中から１つ選び，その番号をマークしなさい。　【 解答番号　| 28 |　～　| 30 | 】

　From January to April 2018, an outbreak of a food-borne illness occurred in Australia.　There were twenty reported cases including one probable case.　All twenty individuals were hospitalized after eating melon contaminated with deadly bacteria called listeria; subsequently, seven of them lost their lives.　| ア |
The cases first came to the attention of Australian health officials in February, and contaminated melons were recalled from the market at the end of the month.

　The World Health Organization (WHO) stated that the melons were exported to Bahrain, Hong Kong, Japan, Kuwait, Malaysia, Oman, Qatar, Singapore, and the United Arab Emirates.　It is assumed that there is little danger of bacteria remaining in the melons because they should have been washed off during the export process.　| イ |　However, there is a long incubation period* of up to seventy days and the WHO is calling for vigilance as infection may occur in the future.

　Listeria is commonly found in soil and water, but we can avoid infection by carefully cooking raw food from animal sources, thoroughly washing fruits and vegetables, and keeping uncooked foods separately from ready-to-eat ones.　It rarely causes serious illness in people who accidentally consume foods that contain it. However, it can pose a threat to pregnant women and their newborns, elderly people, and those with weakened immune systems*.　The underlying medical conditions of people with weakened immune systems can be cancer, diabetes*, liver disease, kidney disease, or AIDS.　| ウ |　People who are taking steroids and undergoing chemotherapy* also have a higher risk of having a listeria infection.

　It starts with influenza-like symptoms such as chills, fever, muscle pain, and nausea.　Some people also get headaches.　A blood test is done to determine whether or not the person has a listeria infection.　It is often the most effective way, but samples of urine* may also be tested.　The treatment of listeria infection varies, depending on how severe the signs and symptoms are.　| エ |　Most people can clear the infection without any treatment, but people with risk factors need to be treated quickly with antibiotics*.

incubation period* 潜伏期間　　immune systems* 免疫系　　diabetes* 糖尿病

chemotherapy* 化学療法　　urine* 尿　　antibiotics* 抗生物質

1.　Which of the following would be the closest in meaning to the underlined word in the second paragraph?

　1. assumption

　2. caution

　3. confusion

　4. intention

$\boxed{28}$

2.　Which position is most appropriate to insert the following sentence into?

> It is said that pregnant women are approximately ten times more likely to be infected with listeria.

　1. ア

　2. イ

　3. ウ

　4. エ

$\boxed{29}$

3.　Which of the following is NOT stated in the passage?

　1. Approximately one-third of the patients who suffered from or were suspected of having listeria infection died in Australia in early 2018.

　2. If you don't have any health problems, you don't need to worry about being infected by listeria.

　3. People with impaired immune systems are prone to listeria infection, so they require special treatment.

　4. A blood test is not the only way to know that the person is affected by infection with listeria.

$\boxed{30}$

数　学

問題

（40分）

31年度

第一問　次の間に答えよ。

(1) 等式 $\dfrac{2p}{\sqrt{2}-1}+\dfrac{3q}{\sqrt{2}}=1$ を満たす有理数 p, q の値は $p=\dfrac{\boxed{1)}}{\boxed{2)}}$,

$q=-\dfrac{\boxed{3)}}{\boxed{4)}}$ である。

(2) 方程式 $|2x-3|-|3x+1|=1$ の解は $x=-\boxed{5)}$ または $x=\dfrac{\boxed{6)}}{\boxed{7)}}$ である。

第二問　次の問に答えよ。

(1) 6 個の数字 1, 1, 1, 2, 2, 3 を並べてできる 6 桁の整数を考える。このような 6 桁の整数の個数は $\boxed{8)}\ \boxed{9)}$ 個である。そのうち，最高位の数字が 1 である整数の個数は $\boxed{10)}\ \boxed{11)}$ 個であり，最高位の数字が 2 である整数の個数は $\boxed{12)}\ \boxed{13)}$ 個である。

(2) 整数 x, y が方程式 $(x+y)(x^2 - xy + y^2) = 35,\ x > y$ を満たすとき，$x = \boxed{14)}$，$y = \boxed{15)}$ である。

第三問　次の間に答えよ。

(1) $a \neq 1,\ a > 0$ を満たす定数 a について，等式 $a^x = 8,\ a^y = 27$ が成り立つとき，$\log_{12} 432$ を $x,\ y$ を用いて表すと，$\log_{12} 432 = \dfrac{\boxed{16)}\ x + \boxed{17)}\ y}{\boxed{18)}\ x + y}$ である。

(2) 関数 $f(x) = x^3 - x^2 - x + 1$ について，x の値が -1 から 0 まで変化するときの平均変化率と，微分係数 $f'(a)$ $(-1 < a < 0)$ が等しいとき，a の値は $\dfrac{\boxed{19)} - \sqrt{\boxed{20)}}}{\boxed{21)}}$ である。

(3) 定積分 $\displaystyle\int_{-1}^{1} \left(|x^2 - x| + \dfrac{1}{3} \right) dx$ の値は $\dfrac{\boxed{22)}}{\boxed{23)}}$ である。

第四問 次の問に答えよ。

(1) 300 以上 500 未満の自然数のうち，5 で割ると 3 余る数を小さいものから順に並べた数列の項数は $\boxed{24)}\boxed{25)}$ であり，第 27 項の値は $\boxed{26)}\boxed{27)}\boxed{28)}$ である。

(2) a, b を定数として，3 点 A$(a, b, 0)$，B$(2, 2, 2)$，C$(6, 0, 6)$ が一直線上にあるとき，$a = \boxed{29)}$ ，$b = \boxed{30)}$ であり，$\overrightarrow{\mathrm{AC}} = \boxed{31)}\ \overrightarrow{\mathrm{AB}}$ である。

化 学

問題

(40分)

31年度

第 一 問　　次の問1〜3に答えよ。　　　　　　　　　　［解答番号　1　〜　3　］

問1　次のうち，最外殻電子の数がカルシウム原子と同じで，価電子をもたない原子を1つ選べ。　　　　　　　　　　　　　　　　　　　　　　［解答番号　1　］

1. He　　　2. Be　　　3. B　　　4. Ne　　　5. Na
6. Mg　　　7. Al　　　8. S　　　9. Cl　　　0. Ar

問2　次のうち，不対電子を1つもつ原子を2つ選び，解答番号　2　に2つマークせよ。　　　　　　　　　　　　　　　　　　　　　　　　　［解答番号　2　］

1. He　　　2. Be　　　3. C　　　4. Ne　　　5. Na
6. Mg　　　7. Si　　　8. S　　　9. Cl　　　0. Ar

問3　次のうち，共有結合のみからなる分子を1つ選べ。　　　［解答番号　3　］

1. HCl　　　　　　2. NH_4Cl　　　　　3. NaCl
4. $MgCl_2$　　　　5. KCl　　　　　　6. $CaCl_2$
7. CsCl

第　二　問　　　次の文章を読み，問 1 〜 3 に答えよ。　　　　［解答番号　4 〜 6 ］

　オキシドールは過酸化水素（H_2O_2）を含む水溶液であり，創傷などの消毒に使用される医薬品である。オキシドール中の過酸化水素の濃度は，酸化還元滴定によって求めることができる。

問 1　硫酸で酸性にした過酸化水素水と過マンガン酸カリウム（$KMnO_4$）水溶液の化学反応は次式のように表される。下線【ア】〜【ウ】の原子の酸化数の組合せとして，正しいものを選べ。　　　　　　　　　［解答番号　4 ］

$$5H_2\underline{O}_2 + 2K\underline{Mn}O_4 + 3H_2SO_4 \longrightarrow 5O_2 + 2\underline{Mn}SO_4 + K_2SO_4 + 8H_2O$$
　　　　　【ア】　　【イ】　　　　　　　　　　　　　　【ウ】

	【ア】	【イ】	【ウ】
1	−2	+3	+2
2	−2	+3	+4
3	−1	+3	+2
4	−1	+3	+4
5	−2	+7	+2
6	−2	+7	+4
7	−1	+7	+2
8	−1	+7	+4

問2　次の文章の【 エ 】～【 カ 】にあてはまる語句の組合せとして，正しいものを選べ。　　　　　　　　　　　　　　　　　　　　　　　［解答番号　5　］

　　硫酸で酸性にした過マンガン酸カリウム水溶液に過酸化水素水を加えると，溶液が【 エ 】から無色となる。一般に，原子が電子を【 オ 】変化を酸化という。そのため，このときの過酸化水素は【 カ 】剤としてはたらく。

	【 エ 】	【 オ 】	【 カ 】
1	緑色	失う	酸化
2	赤紫色	失う	酸化
3	緑色	失う	還元
4	赤紫色	失う	還元
5	緑色	受け取る	酸化
6	赤紫色	受け取る	酸化
7	緑色	受け取る	還元
8	赤紫色	受け取る	還元

問3　濃度不明のオキシドールを 10.0 mL はかり取り，濃度が正確に分かっている 0.0200 mol/L の過マンガン酸カリウム水溶液を用いて，硫酸酸性条件下で滴定した。このとき，過不足なく反応した過マンガン酸カリウム水溶液の滴下量は，6.00 mL であった。このオキシドールに含まれている過酸化水素のモル濃度〔mol/L〕として，最も近い値を選べ。ただし，この反応では過マンガン酸カリウムとオキシドール中の過酸化水素のみが反応するものとする。

　　　　　　　　　　　　　　　　　　　　　　　［解答番号　6　］

1.　1.00×10^{-2}　　　2.　2.00×10^{-2}　　　3.　3.00×10^{-2}

4.　6.00×10^{-2}　　　5.　9.00×10^{-2}　　　6.　1.00×10^{-1}

7.　2.00×10^{-1}　　　8.　3.00×10^{-1}　　　9.　6.00×10^{-1}

第 三 問　　　次の問1および2に答えよ。　　　　　　　［解答番号 7 ～ 12 ］

問1　　次の文章を読み，【 ア 】～【 エ 】にあてはまる最も適切な語句をそれぞれ
選べ。ただし，下図は水の状態図の特徴を強調して示している。圧力や温度の
目盛りの間隔は正確ではない。

【 ア 】：［解答番号 7 ］
【 イ 】：［解答番号 8 ］
【 ウ 】：［解答番号 9 ］
【 エ 】：［解答番号 10 ］

　　図の曲線 AB，AC，AD はそれぞれ【 ア 】，【 イ 】，【 ウ 】とよばれ，これ
らの曲線上では両側の状態が共存する。また，A では，3 種の状態が共存する特
殊な平衡状態をとる。温度 374℃，圧力 220.8×10^5 Pa を超えると，水は気体と
も液体とも区別がつかない【 エ 】となる。

　1. 昇華(圧)曲線　　　2. 励起状態　　　3. 冷却曲線　　　4. 溶解度曲線
　5. 超臨界流体　　　6. 三重点　　　7. 融解曲線　　　8. 臨界点
　9. 蒸気圧曲線　　　0. ミセル

問2　次の文章を読み，【 オ 】および【 カ 】にあてはまる数値として，最も近い値をそれぞれ選べ。ただし，原子量は H＝1.0, C＝12, O＝16, Na＝23, S＝32 とし，水溶液中で硫酸ナトリウム（Na_2SO_4）は完全に電離するものとする。

【 オ 】：〔解答番号 11 〕
【 カ 】：〔解答番号 12 〕

　　水 100 g にショ糖（$C_{12}H_{22}O_{11}$）17.1 g を溶かすと，1.013×10^5 Pa における沸点が 0.26 K 上昇した。同様の条件で，水 500 g に硫酸ナトリウム 28.4 g を溶かしたときの沸点上昇度〔K〕は，【 オ 】となる。また，水 100 g にグリセリン（$C_3H_8O_3$）1.84 g を溶かしたときの沸点上昇度〔K〕は，【 カ 】となる。

1.　0.10　　　2.　0.25　　　3.　0.34　　　4.　0.43　　　5.　0.54

6.　0.62　　　7.　0.74　　　8.　0.81　　　9.　0.93　　　0.　1.04

第　四　問　　　次の文章を読み，問1〜3に答えよ。　　［解答番号 $\boxed{13}$ 〜 $\boxed{15}$ ］

　一定温度で水素とヨウ素を容器に入れて放置すると，次の化学反応が起こり平衡状態となる。

　ただし，反応に関わる物質はすべて気体であるとする。

$$H_2 \ + \ I_2 \ \rightleftharpoons \ 2HI$$

問1　ある一定温度で，水素 5.0 mol，ヨウ素 5.0 mol を 10 L の密閉容器に入れると，ヨウ化水素 8.0 mol を生じ，平衡状態となった。この温度における平衡定数として，最も近い値を選べ。　　　　　　　　　　　　　　　　［解答番号 $\boxed{13}$ ］

　　　　1.　32　　　　2.　40　　　　3.　48　　　　4.　56　　　　5.　64
　　　　6.　72　　　　7.　80　　　　8.　84　　　　9.　90　　　　0.　96

問2　2.0 L の密閉容器に，ヨウ化水素 3.0 mol を入れて，問1と同じ温度に保ち，平衡に達したときに生じる水素の量〔mol〕として，最も近い値を選べ。
　　　　　　　　　　　　　　　　　　　　　　　　　　　　　　［解答番号 $\boxed{14}$ ］

　　　　1.　0.10　　　2.　0.20　　　3.　0.30　　　4.　0.40　　　5.　0.50
　　　　6.　0.60　　　7.　0.90　　　8.　1.2　　　　9.　1.5　　　　0.　1.8

問3　ある一定温度で，25 L の密閉容器に水素 2.0 mol，ヨウ素 2.0 mol を入れて平衡状態に達したとき，平衡定数が 36 であった。ヨウ化水素の生成量〔mol〕として，最も近い値を選べ。　　　　　　　　　　　　　　　　　［解答番号 $\boxed{15}$ ］

　　　　1.　0.10　　　2.　0.20　　　3.　0.50　　　4.　1.2　　　　5.　1.5
　　　　6.　2.0　　　　7.　3.0　　　　8.　3.8　　　　9.　4.5　　　　0.　6.0

第 五 問　　次の文章を読み, 問1および2に答えよ。[解答番号 | 16 | ~ | 18 |]

　オゾンは酸素の同素体であり,【 ア 】,【 イ 】の有毒な気体である。大気の上層で, 太陽からの強い【 ウ 】によって酸素からオゾンはつくられる。こうしてできたオゾン層は, 太陽からの有害な【 ウ 】の大部分を吸収している。オゾンは強い【 エ 】作用を示し, 殺菌や繊維の漂白などに使われている。オゾンの簡易的な検出に, ヨウ化カリウムデンプン紙が用いられる。

問1　　【 ア 】~【 エ 】にあてはまる語句の組合せとして, 正しいものを選べ。

[解答番号 | 16 |]

	【 ア 】	【 イ 】	【 ウ 】	【 エ 】
1	無色	特異臭	赤外線	還元
2	無色	無臭	紫外線	還元
3	淡青色	特異臭	紫外線	還元
4	緑色	無臭	赤外線	還元
5	淡青色	特異臭	赤外線	還元
6	淡青色	特異臭	紫外線	酸化
7	緑色	無臭	紫外線	酸化
8	淡青色	特異臭	赤外線	酸化
9	無色	無臭	紫外線	酸化
0	緑色	無臭	赤外線	酸化

問2　　下線部は, 以下の化学反応を利用したものである。化学反応式中の【 オ 】および【 カ 】にあてはまる化学式に対応する物質名をそれぞれ選べ。

【 オ 】：[解答番号 | 17 |]
【 カ 】：[解答番号 | 18 |]

$$2KI + O_3 + 【 オ 】 \longrightarrow I_2 + 2【 カ 】 + O_2$$

1. デンプン　　　2. 過ヨウ素酸カリウム　　　3. 水酸化カリウム

4. 水　　　5. 水酸化ナトリウム　　　6. 炭酸カリウム

7. ヨウ化水素　　　8. アンモニア

第 六 問　　次の文章を読み，問1〜3に答えよ。　　［解答番号 19 〜 21 ］

　　C，H，O のみからなる化合物 50 mg について，元素分析装置で完全燃焼させたところ，水 61.7 mg，二酸化炭素 124.7 mg が生成した。また，この化合物の分子量は 88 と測定された。ただし，原子量は H=1.0，C=12，O=16 とする。

問1　この化合物の分子式 $C_xH_yO_z$ の y の値として，最も適当なものを選べ。

［解答番号 19 ］

1. 7	2. 8	3. 9
4. 10	5. 11	6. 12
7. 13	8. 14	9. 15

問2　この化合物の分子式で考えられる構造異性体のうち，エーテルの数として正しいものを選べ。　　　　　　　　　　　　　［解答番号 20 ］

1. 1	2. 2	3. 3
4. 4	5. 5	6. 6
7. 7	8. 8	9. 9

問3　この化合物の分子式で考えられる構造異性体のうち，アルコールの数として正しいものを選べ。　　　　　　　　　　［解答番号 21 ］

1. 1	2. 2	3. 3
4. 4	5. 5	6. 6
7. 7	8. 8	9. 9

第 七 問　　次の問1～4に答えよ。　　　　　　　　　　　［解答番号　22 ～ 25 ］

問1　炭素原子と水素原子のみから構成される高分子化合物を2つ選び，解答番号
　　　22 に2つマークせよ。　　　　　　　　　　　　　　　　［解答番号　22 ］

　　　1. ポリイソプレン　　　2. ポリ塩化ビニル　　　3. ポリスチレン
　　　4. ビニロン　　　　　　 5. ポリエチレンテレフタラート　6. ナイロン6
　　　7. フェノール樹脂　　　 8. メラミン樹脂　　　　 9. シリコーン樹脂

問2　分子内にケイ素原子を含む高分子化合物を1つ選べ。　　［解答番号　23 ］

　　　1. ポリイソプレン　　　2. ポリ塩化ビニル　　　3. ポリスチレン
　　　4. ビニロン　　　　　　 5. ポリエチレンテレフタラート　6. ナイロン6
　　　7. フェノール樹脂　　　 8. メラミン樹脂　　　　 9. シリコーン樹脂

問3　アミド結合をもち，開環重合で得られる高分子化合物を1つ選べ。
　　　　　　　　　　　　　　　　　　　　　　　　　　　　　［解答番号　24 ］

　　　1. ポリイソプレン　　　2. ポリ塩化ビニル　　　3. ポリスチレン
　　　4. ビニロン　　　　　　 5. ポリエチレンテレフタラート　6. ナイロン6
　　　7. フェノール樹脂　　　 8. メラミン樹脂　　　　 9. シリコーン樹脂

問4　レゾールを加熱することで得られる高分子化合物を1つ選べ。
　　　　　　　　　　　　　　　　　　　　　　　　　　　　　［解答番号　25 ］

　　　1. ポリイソプレン　　　2. ポリ塩化ビニル　　　3. ポリスチレン
　　　4. ビニロン　　　　　　 5. ポリエチレンテレフタラート　6. ナイロン6
　　　7. フェノール樹脂　　　 8. メラミン樹脂　　　　 9. シリコーン樹脂

英　語

解答　31年度

31年度

推　薦

I

〔解答〕

1. 3　2. 4　3. 1　4. 3
5. 3　6. 1　7. 2　8. 1

〔出題者が求めたポイント〕

1. It is no wonder ～「～は不思議ではない」。
2. The problem と I の間には関係代名詞の省略がある。run into ～「～に遭遇する」。
3. as is usual with ～「～にはよくあることだが」。as は主節全体を受ける疑似関係代名詞。
4. break apart ～「～をバラバラにする」。「break down ～「～を破壊する」。break off ～「～を中断する」。break up ～「～を壊す」。
5. effort を修飾する形容詞 persistent が正解。
6.「もう一つの」の意味で science building を修飾する another が正解。
7. get started で「始める」。
8. afford a beautiful view で「美しい眺めが得られる」。

〔問題文訳〕

1. 彼女ほど能力のある人が、その分野で大いに成功するのは不思議ではない。
2. 私が遭遇した問題は、忙しい生活の中で規則正しく運動する時間を見つけることだ。
3. 彼女にはよくあることだが、デボラは新しいプロジェクトを手伝おうという同僚の申し出を断った。
4. 彼らは、誰かがドアをノックするのを聞いて会話を中断した。
5. その学生は、学費全額の奨学金を得るためにたゆまぬ努力をした。
6. その大学は最近、既存の研究室を改装するためと、新たな別の科学棟を建設するための資金を計上した。
7. まだ全員がここにいるわけではないが、もう 2 時なので始めるべきだ。
8. 私はよくこの部屋を新婚旅行客に薦めます。というのも、素晴らしい街の夜景を見ることができるからです。

II

〔解答〕

1. 4　2. 1　3. 1　4. 3

〔出題者が求めたポイント〕

1. warranty「保証」。agreement「合意」。contract「契約」。declaration「宣言」。guarantee「保証」。
2. confidential「機密の」。classified「機密の」。crucial「重大な」。influential「影響力のある」。precise「正確な」。
3. disparity「格差」。difference「差異」。harmony「調和」。individuality「個性」。similarity「類似性」。
4. reservation「留保」。confidence「自信」。engagement「関与」。hesitancy「ためらい」。territory「領土」。

〔問題文訳〕

1. この製品は、今週購入されると 2 年保証が付いてきます。
2. 彼は機密情報を暴露した嫌疑で逮捕された。
3. 継続する地域的経済格差の問題にもかかわらず、その国は国家として生き延びた。
4. 役員会は新社長の提案を無条件で受け入れる決断をした。

III

〔解答〕

1. 4　2. 4　3. 1

〔出題者が求めたポイント〕

1. Prof. Goldman → that of Prof. Goldman
2. as traditional → as a traditional
3. is consisted → consists

〔問題文訳〕

1. 会議において、ジョンソン教授とゴールドマン教授がその問題の解決策を提示した。そして、ジョンソン教授の考えの方がゴールドマン教授のそれよりもはるかに現実的だった。
2. 経済学を専攻する新しい学生たちは、伝統的な金融中心地として有名なその都市を訪問する計画を立てている。
3. 委員会は主に、入学管理の担当でもある副学長を含む上級職員で構成されている。

IV

〔解答〕

1. 3　2. 2　3. 1

〔出題者が求めたポイント〕

1. 選択肢訳
   1. 私は今朝その薬を飲んだ。
   2. おめでとう。医者に診てもらったらどう?
   3. キミの代わりにプレゼンはボクがやるべきかな?
   4. あらまあ!　今日は、私は早く家に帰った方がいいかも。
2. 選択肢訳
   1. 後で折り返しの電話もらえますか?
   2. 2 時間後に私からかけ直させて。
   3. (I'll give a return call to you as soon as possible. でないと文として意味をなさない)
   4. (Would you mind calling me later? でないと文として意味をなさない)
3. 選択肢訳
   1. いずれ分かるよ。

２．(no sooner <u>do</u> we know than she talks to us. で
ないと文として意味をなさない)

３．我々はきっと後で彼女に追いつくよ。

４．我々は結局そのやり方が分かるだろう。

〔全訳〕

１．

A: おはよう、アリス。顔色がよくないね。次の授業
の準備できてる？

B: う～ん、実はできていないの。声が出ないみたい。

A: キミの代わりにプレゼンはボクがやるべきかな？

２．

A: こんにちは、ベンかい？　僕はダンだよ。今話せ
る？

B: ごめん、これから会議に行かなくちゃならないん
だ。２時間後に私からかけ直させて。

A: 気にしないで。後でメールしとくから。

３．

A: どうしてリンダは今日機嫌が良いの？

B: さあね。でもいずれ分かるよ。彼女は秘密にして
おけないからね。

A: 言えてるね。ほら、彼女が来たよ！

Ⅴ

〔解答〕

(A) ア 4　イ 2　ウ 3

(B) エ 4　オ 4　カ 1

〔出題者が求めたポイント〕

(A)

ア attention「注意」。importance「重要性」。intention
「意図」。reluctance「抵抗感」。

イ comprised「包含された」。excluded「除外された」。
expelled「追放された」。implicated「巻き込まれた」。

ウ Additionally「加えて」。Expectedly「予想されたこ
とだが」。However「しかし」。Moreover「さらに」。

(B)

エ Along with ～「～とともに」。Except for ～「～を
除けば」。In response of ～「～に応答して」(In
response to が通常の用法)。Regardless of ～「～に
関係なく」。

オ commute「通勤する」。fill ～「～を満たす」。
intake「摂取」。penetrate「浸透する」。

カ contribute「寄与する」(contribute to ～で「～の
一因となる」)。occur「起こる」。stimulate ～「～を
刺激する」。tempt ～「～を誘惑する」。

〔全訳〕

(A)

　妊娠している女性に対して投薬治療を行うことへの広
範な抵抗感は、妊娠中に薬で病気を治療することに関す
るデータの不足に由来する。多くのデータがないのは、
妊婦が一般的に、臨床試験、新薬の制御試験、あるいは
人間用の新たな侵襲性医療機器から除外されているとい
う正にその理由による。しかし、2018 年４月、アメ

リカ合衆国保健福祉省の機関が、いつどのように薬や治
療の臨床試験に妊婦が参加できるかに関するガイドライ
ンを発表した。このガイドラインは、妊娠が薬の吸収に
どのような影響を与えるか、また、適切なデータ収集や
安全監視といった考慮事項に及んでいる。

(B)

　汚れた空気は、先進工業国における最も深刻な国家的
問題のひとつだ。最近の研究によると、汚染された空気
を吸うことは、今や世界の死因の中で４番目に高いラン
クにある。年齢や性別に関係なく、多くの人々が喘息や
心臓病などの慢性疾患に苦しんでいる。科学者が微粒子
と呼ぶ、本当に小さい汚染源粒子を人が吸い込むと、そ
れは肺の奥深くまで浸透する。その後、血液が炎症を引
き起こす可能性がある微粒子を全身に送る。問題は、脳
内の炎症が感受性細胞を破壊し、記憶障害の一因となる
可能性があることだ。

Ⅵ

〔解答〕

１．4　2．2　3．2

〔出題者が求めたポイント〕

１．calculating「計算する」。charging「課金する」。
estimating「見積もる」。reimbursing「弁済する」。
ここでは、「ニコチンパッチの費用を肩代わりするこ
とで、禁煙を促進する」という趣旨なので、
reimbursing が正解。

２．「次のどれがフランス政府の努力について述べられ
ていないか」

選択肢訳

１．政府は 40 年間にわたってタバコの消費を規制し
ようとしてきた。

２．全国キャンペーンは、喫煙の代わりにお菓子を食
べるよう喫煙者に促している。

３．政府は喫煙率の減少を示す調査を行った。

４．タバコの箱には喫煙の危険性を示す絵がなければ
ならない。

３．「文章によれば、次のどれが正しいか」

選択肢訳

１．世界中でタバコによって死ぬ人の 15％以上が非
喫煙者である。

２．一日中濡れたタバコの葉を扱うことは、タバコ 40
本吸うのに匹敵する影響がある。

３．フランスの喫煙者は、2020 年には今よりもタバ
コ１箱あたり約 10 ユーロ多く払わねばならないだ
ろう。

４．10 年間にわたり、フランスでは日常喫煙が毎年
100 万人減っている。

〔全訳〕

　世界保健機関(WHO)の報告によると、毎年世界中で
700 万人以上がタバコで死んでいる。このうち、600 万
人以上が直接的なタバコの使用による死亡である一方、
約 89 万人は副流煙にさらされた非喫煙者だ。タバコに

ついて最も厄介なことは、喫煙していない人でも深刻な
心臓血管や呼吸器の病気になる可能性があるということ
だ。受動喫煙は、乳児の突然死や妊婦の低出産率をもた
らす可能性がある。

　生葉たばこ病（GTS）は、タバコは吸わないタバコ農
園で働く子どもたちにとっての、もう一つの問題だ。
GTS は急性ニコチン中毒の一種で、手で収穫するとき
にニコチンが濡れたタバコの葉から皮膚を通して吸収さ
れることにより引き起こされる。1日に吸収されるニコ
チンの量は約 40 本のタバコに相当する。一部の国では、
低所得世帯の多くの子どもがタバコ農場で働いている。
GTS の症状には、吐き気、嘔吐、腹部の痛み、頭痛、
めまい、頻脈、呼吸困難、および錯乱が含まれる。ある
非営利団体は、政府とタバコ会社にこれらの問題に対処
するための緊急措置を講じるよう求めている。

　フランスは伝統的に国民がタバコを愛する国であり、
非公式に「ヨーロッパの煙突」として知られる。フラン
ス政府は 1976 年以来、喫煙を制限しようとしてきたが、
近年、禁煙の実施について特に真剣になってきている。
2010 年、タバコ会社は、パッケージ上に文言とともに
絵入りの健康警告を表示するよう求められた。さらに政
府は、値上げによりタバコの消費量が減るとの見通しか
ら、2020 年末までに1箱の平均価格を 10 ユーロに引き
上げることを決定した。全国禁煙月間キャンペーンもま
た、禁煙を容易にするニコチンパッチの費用を弁済する
により、悪習慣を止めるよう喫煙者に促している。

　その結果、フランス公衆衛生局による新しい調査によ
れば、2016 年から 2017 年までに 100 万人が喫煙をやめ
た。2017 年には成人の 26.9％が毎日喫煙していたが、
前年は 29.4％だった。こうした数値の急激な減少は、過
去 10 年間においても見られなかったものだ。しかし同
時に、この報告書によると、毎年7万 3000 人がタバコ
関連の病気で命を落としている。タバコの規制政策は、
今後もフランス政府にとって大きな関心事であるだろ
う。

Ⅶ
〔解答〕
1. 2　　2. 3　　3. 2
〔出題者が求めたポイント〕
1. vigilance「警戒」。assumption「想定」。caution「注
意」。confusion「混乱」。intention「意図」。
2. 挿入文は「妊娠中の女性はリステリア菌に感染する
　可能性が約 10 倍高いと言われている」なので、免疫
　が低下した人が感染しやすい例として、第4段落に入
　れるのが適当。
3. 「次のどれが文中で述べられていないか」
　選択肢訳
　1. 2018 年初頭オーストラリアで、リステリア菌に
　　感染したか、あるいは推定感染した患者の約3分の
　　1が死んだ。
　2. 健康上の問題をかかえていないなら、リステリア

菌による感染を心配する必要はない。
　3. 免疫が低下した人はリステリアに感染しやすいの
　　で、特別な治療が必要だ。
　4. 血液検査は、リステリア菌感染によって冒されて
　　いることを知る唯一の方法ではない。
〔全訳〕
　2018 年1月から4月にかけて、オーストラリアで食
中毒が発生した。1件の推定症例を含む 20 件の症例報
告があった。20 人全員がリステリア菌と呼ばれる致命
的な細菌で汚染されたメロンを食べた後に入院したのだ
った。その後、うち7名が命を落とした。この症例は最
初2月にオーストラリアの保健当局が注目し、汚染した
メロンは月末に市場から回収された。

　世界保健機関（WHO）は、メロンはバーレーン、香港、
日本、クウェート、マレーシア、オマーン、カタール、
シンガポール、アラブ首長国連邦に輸出されたと述べ
た。輸出過程で洗い落とされているはずなので、メロン
に細菌が残っている危険性はほとんどないと思われる。
しかし、最長 70 日間の長い潜伏期間があり、将来感染
が起こる可能性があるため、WHO は警戒を呼びかけて
いる。

　リステリア菌は一般に土壌や水の中に見られるが、生
の動物性食品は慎重に調理することで、果物や野菜はし
っかりと洗浄することで、未調理の食品と加工食品とは
分けて保管することで、感染を防ぐことができる。リス
テリア菌を含んだ食品を誤って食べても深刻な病状が現
れることはめったにない。しかし、妊婦とその新生児、
高齢者、そして免疫力の低下した人々にとっては脅威と
なる可能性がある。免疫システムが低下した人の潜在的
な病状には、がん、糖尿病、肝疾患、腎臓病、または
AIDS などがある。妊娠中の女性はリステリア菌に感染
する可能性が約 10 倍高いと言われている。ステロイド
を服用している人や化学療法を受けている人も、リステ
リア菌に感染するリスクが高くなる。

　それは、悪寒、発熱、筋肉痛、吐き気などのインフル
エンザに似た症状から始まる。頭痛がする人もいる。リ
ステリア菌に感染しているかどうかを判定するために血
液検査が行われる。それはしばしば最も効果的な方法だ
が、尿サンプルの検査もありうる。リステリア感染の治
療は、徴候や症状の程度によって異なる。ほとんどの人
は治療をしなくても感染は治癒するが、危険因子を持つ
人は抗生物質ですぐに治療する必要がある。

数　学

解答　31年度

第一問

〔解答〕

(1)

1	2	3	4
1	2	2	3

(2)

5	6	7
3	1	5

〔出題者が求めたポイント〕

(1) 平方根の計算

分母を有理化して，左辺を $a\sqrt{2}+b$ （a, b は有理数）の形にして，$a=0$, $b=1$ より，p, q を求める。

(2) 1次方程式，絶対値

$x<-\dfrac{1}{3}$, $-\dfrac{1}{3}\le x<\dfrac{3}{2}$, $\dfrac{3}{2}\le x$ に分けて，絶対値をはずして 1 次方程式を解く。

〔解答のプロセス〕

(1)

$$\frac{2p(\sqrt{2}+1)}{(\sqrt{2}-1)(\sqrt{2}+1)}+\frac{3q\sqrt{2}}{\sqrt{2}\sqrt{2}}=1$$

$$\left(2p+\frac{3}{2}q\right)\sqrt{2}+2p=1$$

$$2p=1,\quad 2p+\frac{3}{2}q=0$$

従って，$p=\dfrac{1}{2}$, $q=-\dfrac{2}{3}$

(2) $x<-\dfrac{1}{3}$ のとき，$-2x+3+3x+1=1$

$x=-3$ （適）

$-\dfrac{1}{3}\le x<\dfrac{3}{2}$ のとき，$-2x+3-3x-1=1$

$-5x=-1$ より $x=\dfrac{1}{5}$ （適）

$\dfrac{3}{2}\le x$ のとき，$2x-3-3x-1=1$

$-x=5$ より $x=-5$ （不適）

よって，$x=-3$, $\dfrac{1}{5}$

第二問

〔解答〕

(1)

8	9	10	11	12	13
6	0	3	0	2	0

(2)

14	15
3	2

〔出題者が求めたポイント〕

(1) 場合の数

6つの場所から3つ選んで1，残り3つから2つ選んで2，残り1つに3を入れると考える。

頭を1とすると，5つから2つ選んで1，残り3つから2つ選んで2，残り1つに3を入れる。

頭を2とすると，5つから3つ選んで1，残り2つに1と2を並べる。

(2) 35 を素因数分解すると，5×7 であるから，$x+y$ は 1, 5, 7, 35 のいずれかである。

2 次方程式で整数解となるためには，D がある整数の 2 乗になってないといけない。

〔解答のプロセス〕

(1) ${}_6C_3\cdot{}_3C_2=20\times3=60$

${}_5C_2\cdot{}_3C_2=10\times3=30$

${}_5C_3\cdot2!=10\times2=20$

(2) $x+y=1$, 5, 7, 35 の場合を考える。

$x+y=1$ のとき，$y=1-x$

$x^2-x(1-x)+(1-x)^2=35$

$3x^2-3x-34=0$

$x=\dfrac{3\pm\sqrt{417}}{6}$ で整数にならない。

$x+y=5$ のとき，$y=5-x$

$x^2-x(5-x)+(5-x)^2=7$

$3x^2-15x+18=0$ より $3(x-3)(x-2)=0$

$x>y$ より $x=3$, $y=2$

$x+y=7$ のとき，$y=7-x$

$x^2-x(7-x)+(7-x)^2=5$

$3x^2-21x+44=0$, $D=441-528<0$

$x+y=35$ のとき，$y=35-x$

$x^2-x(35-x)+(35-x)^2=1$

$3x^2-105x+1224=0$

$x^2-35x+408=0$, $D=1225-1632<0$

従って，$x=3$, $y=2$

第三問

〔解答〕

(1)

16	17	18
4	3	2

(2)

19	20	21
1	7	3

(3)

22	23
5	3

〔出題者が求めたポイント〕

(1) 対数関数

$$a^m=r \iff \log_a r=m$$

$$\log_n M=\frac{\log_a M}{\log_a n}$$

(2) 微分法

x の値が a から b まで変化するときの平均変化率

$$\frac{f(b)-f(a)}{b-a}$$

(3) 積分法

$-1\le x\le0$, $0\le x\le1$ に分けて絶対値をはずして定積分する。

〔解答のプロセス〕

(1) $\log_a 8=x$ より $\log_a 2^3=x$ ∴ $\log_a 2=\dfrac{x}{3}$

$\log_a 27=y$ より $\log_a 3^3=y$ ∴ $\log_a 3=\dfrac{y}{3}$

$\log_a 12 = \log_a(2^2 \cdot 3) = 2\log_a 2 + \log_a 3$

$\qquad = \dfrac{2x}{3} + \dfrac{y}{3}$

$\log_a 432 = \log_a(2^4 \cdot 3^3) = 4\log_a 2 + 3\log_a 3$

$\qquad = \dfrac{4x}{3} + \dfrac{3y}{3}$

$\log_{12} 432 = \dfrac{\log_a 432}{\log_a 12} = \dfrac{\dfrac{4x}{3} + \dfrac{3y}{3}}{\dfrac{2x}{3} + \dfrac{y}{3}}$

$\qquad = \dfrac{4x + 3y}{2x + y}$

(2) $f(-1) = -1 - 1 + 1 + 1 = 0$, $f(0) = 1$

x の値が -1 から 0 まで変化するときの平均変化率を

m とすると, $m = \dfrac{1 - 0}{0 - (-1)} = 1$

$\qquad f'(x) = 3x^2 - 2x - 1$

よって, $3a^2 - 2a - 1 = 1$ $(-1 < a < 0)$

$\qquad 3a^2 - 2a - 2 = 0$ $(-1 < a < 0)$

$\qquad a = \dfrac{2 - \sqrt{28}}{6} = \dfrac{1 - \sqrt{7}}{3}$

(3) $|x^2 - x| = \begin{cases} -x^2 + x & (0 < x < 1) \\ x^2 - x & (-1 < x < 0) \end{cases}$

$\displaystyle \int_{-1}^{0} \left(x^2 - x + \dfrac{1}{3} \right) dx + \int_{0}^{1} \left(-x^2 + x + \dfrac{1}{3} \right) dx$

$= \left[\dfrac{1}{3}x^3 - \dfrac{1}{2}x^2 + \dfrac{1}{3}x \right]_{-1}^{0}$

$\qquad\qquad + \left[-\dfrac{1}{3}x^3 + \dfrac{1}{2}x^2 + \dfrac{1}{3}x \right]_{0}^{1}$

$= -\left(-\dfrac{1}{3} - \dfrac{1}{2} - \dfrac{1}{3} \right) + \left(-\dfrac{1}{3} + \dfrac{1}{2} + \dfrac{1}{3} \right)$

$= \dfrac{2}{3} + \dfrac{1}{2} + \dfrac{1}{2} = \dfrac{5}{3}$

第四問
〔解答〕

(1)

24	25		26	27	28
4	0		4	3	3

(2)

29	30		31
0	3		3

〔出題者が求めたポイント〕

(1) 数列

初項を a とする。$a = 5l + 3$ として, $a > 300$ から a を求める。この数列を a_n で表わすと,

$a_n = a + 5(n - 1)$, $a_n < 500$ の n の最大値を求めるのと a_{27} を求める。

(2) ベクトル

$\overrightarrow{AC} = t\overrightarrow{AB}$ になっていれば, A, B, C は一直線上にある。x, y, z 方向で等式をつくって, t, a, b を求める。

〔解答のプロセス〕

(1) 初項を a とし, $a = 5l + 3$ とする。

$5l + 3 \geqq 300$ より $l \geqq 59.4$

l の最小値は 60 だから, $a = 5 \times 60 + 3 = 303$

この数列を $\{a_n\}$ とすると, $a_n = 303 + 5(n - 1)$

よって, $a_n = 298 + 5n$

$298 + 5n < 500$ より $n < 40.4$

よって, n の最大値は 40, この数列の項数は, 40。

$a_{27} = 298 + 5 \times 27 = 433$

(2) $\overrightarrow{AB} = (2 - a, \ 2 - b, \ 2)$

$\overrightarrow{AC} = (6 - a, \ -b, \ 6)$

$\overrightarrow{AC} = t\overrightarrow{AB}$

$6 - a = (2 - a)t$, $-b = (2 - b)t$, $6 = 2t$

$2t = 6$ より $t = 3$

$6 - a = 3(2 - a)$ より $a = 0$

$-b = 3(2 - b)$ より $b = 3$

化 学

解答　31年度

第一問

〔解答〕

問1　1

問2　5と9

問3　1

〔出題者が求めたポイント〕

原子の構造・結合

〔解答のプロセス〕

問1　カルシウム原子の最外殻電子は2つで，価電子をもたないのは希ガス元素（第18族）。これに合致するのはヘリウム He のみ。

問2　不対電子を1つもつのは，価電子が1つのナトリウムと3つの電子対と1つの不対電子をもつ塩素。他の元素は全て総電子数が偶数なので悩むところはない。

問3　センター等でも頻出の内容。HCl を除く選択肢は全て金属元素＋非金属元素のイオン結晶で，HCl だけが非金属元素同士の結合である。

第二問

〔解答〕

問1　7

問2　4

問3　3

〔出題者が求めたポイント〕

酸化還元滴定

内容にひねりはない。素早く，正確に回答する。

〔解答のプロセス〕

問3　オキシドールの濃度を c(mol/L) とすると，

$$c \times \frac{10}{1000} \times 2 = 0.02 \times \frac{6}{1000} \times 5$$

$$c = 0.03(\text{mol/L})$$

第三問

問1　ア.7　イ.9　ウ.1　エ.5

問2　オ.6　カ.1

〔出題者が求めたポイント〕

状態図, 沸点上昇

〔解答のプロセス〕

問1　図のどの領域がどの状態にあたるのかをよく把握しておく。

問2　ショ糖の分子量は342であるから，水 100g にショ糖 17.1g をとかせば，

$$\frac{\dfrac{17.1}{342}(\text{mol})}{0.1(\text{kg})} = 0.5(\text{mol/kg})$$

となる。ショ糖は電離しないから，

$0.26 = K_b \times 0.5$

（K_b：水のモル沸点上昇[K・kg/mol]）

$K_b = 0.52$[K・kg/mol]

硫酸ナトリウム 28.4g＝0.2mol を水 500g に溶かすと3つのイオンに電離することから，

$$\frac{0.2 \times 3(\text{mol})}{0.5(\text{kg})} = 1.2(\text{mol/kg})$$

$$\therefore \quad \Delta t_b = 0.52 \times 1.2 = 0.624[\text{K}]$$

同様に，グリセリンでは

$$\Delta t_b{}' = 0.52 \times \frac{\dfrac{1.84}{92}}{0.1} = 0.104[\text{K}]$$

第四問

問1　5

問2　3

問3　7

〔出題者が求めたポイント〕

化学平衡

〔解答のプロセス〕

問1

	H_2	＋	I_2	$\rightleftharpoons$	2HI
反応前	0.5		0.5		0
反応	−0.4		−0.4		＋0.8
反応後	0.1		0.1		0.8

（単位：mol/L）

よって　$K = \dfrac{[\text{HI}]^2}{[\text{H}_2][\text{I}_2]} = \dfrac{0.8^2}{0.1 \times 0.1} = \underline{64}$

問2

	H_2	＋	I_2	$\rightleftharpoons$	2HI
反応前	0		0		1.5
反応	＋x		＋x		−2x
反応後	x		x		−2x

（単位：mol/L）

$$K = \frac{(1.5 - 2x)^2}{x^2} = 64 \quad \therefore \quad x = 0.15(\text{mol/L})$$

ゆえに，水素は 0.15(mol/L) × 2.0(L) ＝ $\underline{0.30\,\text{mol}}$

問3

	H_2	＋	I_2	$\rightleftharpoons$	2HI
反応前	0.08		0.08		0
反応	−x		−x		＋2x
反応後	0.08−x		0.08−x		2x

よって，$K = \dfrac{(2x)^2}{(0.08-x)^2} = 36 \qquad x = 0.06(\text{mol/L})$

ゆえに，HI の生成量は　$0.06 \times 2 \times 25 = \underline{3.0(\text{mol})}$

第五問

〔解答〕

問1　6

問2 オ 4 カ 3

〔出題者が求めたポイント〕

酸化還元反応

問2の反応はなじみがないかもしれないが，あてはめて考えれば他の候補は存在しない。

〔解答のプロセス〕

問1 「淡青色」の気体という表現はオゾンに対してしか用いない。近年の環境問題と絡めた出題も鑑みてオゾンの性質はしっかりおさえておきたい。

問2 左辺にいて右辺にいないのはK(カリウム)であるから，カは2，3，6のいずれかとわかる。

　このうち，すでに左辺にいるヨウ素原子がすべて反応しきっていること，炭酸イオンを作れる候補がいないことを考えれば，カには3しかあてはまらない。

　後は原子の数のつじつまを合わせて，オがH_2Oとわかる。

第六問

問1　6

問2　6

問3　8

〔出題者が求めたポイント〕

構造分析

〔解答のプロセス〕

問1

$$C : \frac{12}{44} \times 124.7 = 34 \text{(mg)}$$

$$H : \frac{2}{18} \times 61.7 = 6.9 \text{(mg)}$$

$$O : 50 - (34 + 6.9) = 9.1 \text{(mg)}$$

$$C : H : O = \frac{34}{12} : \frac{6.9}{1} : \frac{9.1}{16} = 5 : 12 : 1$$

また，$C_5H_{12}O$は分子量がちょうど88である。

問2　炭化水素基の構造をCの数ごとに表していくと，

C×1 … $-CH_3$　1種類

C×2 … $-CH_2CH_3$　1種類

C×3 … $-CH_2CH_2CH_3, -CH-CH_3$　2種
　　　　　　　　　　　　　　　CH_3

C×4 … $-CH_2CH_2CH_2CH_3, -CH_2-CH-CH_3$
　　　　　　　　　　　　　　　　　　　　　CH_3

　　　　　　　　　　　CH_3
　　　　$-CH-CH_2CH_3, -C-CH_3$　4種
　　　　　　CH_3　　　　CH_3

エーテル構造は

$\boxed{C\times1}$-O-$\boxed{C\times4}$と$\boxed{C\times2}$-O-$\boxed{C\times3}$のみなので，

それぞれ4種・2種の構造異性体がある。

問3　ヒドロキシ基以外の水素を省略して全て列挙する。

C-C-C-C-C-OH　　　　C-C-C-C-C
　　　　　　　　　　　　　　　　　OH

C-C-C-C-C　　　　　　C-C-C-C-OH
　　　　　OH　　　　　　　　　C

　　　　OH　　　　　　　　　OH
C-C-C-C　　　　　　　C-C-C-C
　　　　C　　　　　　　　　C

　　　　　　　　　　　　　C
HO-C-C-C-C　　　　　C-C-C-OH
　　　　　　C　　　　　　　　　C

以上8種

第七問

問1　1と3

問2　9

問3　6

問4　7

〔出題者が求めたポイント〕

合成高分子

薬学系だと天然高分子(とくにタンパク質とアミノ酸)の出題が多いので，こちらがおろそかになりがち。

〔解答のプロセス〕

問1

イソプレン　　　　　ポリイソプレン(cis)

スチレン　　　　　　ポリスチレン

単量体がCとHだけのものを選べばよい

問3

ε-カプロラクタム　　　ナイロン6

平成30年度

問 題 と 解 答

英 語

問題 　　30年度

Ⅰ. 次の英文の（　　）に入る語句として最も適切なものを、それぞれ1から4の中から1つ選び、その番号をマークしなさい。　【解答番号　1　～　8　】

1. Administrators intend to make further bold efforts to reform (　　) of public education in Japan.
   1. aspects　　　　　　2. design
   3. movement　　　　　4. posts　　　　　　　　　1

2. As a member of the nursery staff, I (　　), even though I want a bigger salary.
   1. take by　　　　　　2. take on
   3. get by　　　　　　4. get on　　　　　　　　2

3. The most difficult part of this job was the long, boring, and (　　) pointless meetings.
   1. seems　　　　　　2. seemed
   3. seeming　　　　　4. seemingly　　　　　　3

4. Because we (　　) late for the party, the band had already started playing.
   1. got through　　　　2. filled in
   3. turned up　　　　　4. went as　　　　　　4

5. Nothing could be done to conceal the politician's guilt (　　) the corruption had been uncovered by the community-based organization.
   1. ever　　　　　　　2. now
   3. once　　　　　　　4. that　　　　　　　　5

6. He (　　) believes that he and his colleagues will someday win the Nobel Prize in Chemistry.
   1. cheerfully　　　　　2. firmly
   3. highly　　　　　　4. steadily　　　　　　6

7. Today smartphones are viewed as powerful educational tools that can be used to (　　) self-learning.
   1. immigrate　　　　　2. promote
   3. reproduce　　　　　4. terminate　　　　　7

8. Kathy would never have gone to the party (　　) that Tim was going to call at her house.
   1. she didn't know　　2. she knew
   3. had she known　　　4. she had known　　　8

Ⅱ．次の各英文の下線部の単語に最も近い意味を表すものを、それぞれ1から4の中から1つ選び、その番号をマークしなさい。　【 解答番号　9　〜　12　】

1. The president delivered a beautiful speech at the <u>commencement</u> yesterday.
   1. ceremony
   2. convention
   3. graduation
   4. solemnity

   9

2. Antibiotics were the amazing drug of the 20th century, but <u>persistent</u> and inappropriate use has allowed bacteria to evolve resistance.
   1. altered
   2. continued
   3. preceding
   4. unsteady

   10

3. My daughter is wise enough to <u>discern</u> between good and bad.
   1. anticipate
   2. concrete
   3. distinguish
   4. overlook

   11

4. <u>Prolonged</u> lack of sleep can lead to serious medical conditions such as heart disease, high blood pressure and weight gain.
   1. Continual
   2. Dragging
   3. Longing
   4. Substantial

   12

Ⅲ．次の各英文で間違っている箇所を、それぞれ1から4の中から1つ選び、その番号をマークしなさい。　【 解答番号　13　〜　15　】

1. <u>Since</u> she said nothing <u>in response</u>, Emily's facial expression <u>revealed</u> that she
   　　1　　　　　　　　　　　2　　　　　　　　　　　　　　　3
   <u>disapproved of</u> the decision made by her boss.
   　　4

   13

2. It is essential <u>that</u> we <u>raise</u> our advertising budget <u>by</u> <u>a large amount</u> to compete
   　　　　　　　　1　　　2　　　　　　　　　　　3　　　4
   with emerging aggressive companies.

   14

3. It is requested that these documents be made ready within next week.
    1   2   3   4

15

Ⅳ. 次の A と B の会話が自然な流れとなるように、(　　　　) に入る語句として最も適切なものを、それぞれ 1 から 4 の中から 1 つ選び、その番号をマークしなさい。

【 解答番号　| 16 | 〜 | 18 | 】

1. A: Hey, John, what happened to you?　You look like a lobster!
   B: Yeah, I went to the seaside yesterday and got a tan.　It hurts so much now.
   A: (　　　　) Try this medicine.　It works wonders.
   1. I don't even have the remotest idea.
   2. Shame on you.
   3. Poor you.
   4. That is a waste of pity.

16

2. A: Oh no!　I forgot to pick up a document from the administration office.
   B: Tell you what – I can get them for you since I have some errands to do in that building.
   A: (　　　　)
   1. No problem!
   2. I can thank you enough.
   3. You wouldn't be kidding!
   4. I owe you one.

17

3. A: I am going to take a sample of your blood.
   B: (　　　　) but I'm afraid of the needle.
   A: That's fine.　Please lie down on this bed.　It may hurt, but only a little bit.
   OK!　We're all finished.
   1. It is embarrassing,
   2. It is unmentionable,
   3. No chance at all,
   4. This won't do,

18

V. 次の英文の空欄に入る語として最も適切なものを、それぞれ 1 から 4 の中から 1 つ
選び、その番号をマークしなさい。

【 解答番号　19 ～ 24 】

(A)　Honey is one of the oldest sweeteners on earth and has many health benefits as
well as uses for adults.　It is, however, dangerous for babies, especially those under
one year of age.　This is because it may contain botulinum spores,* which can create
a toxin* and cause death in young infants.　It（　ア　）children under one year of
age, with most cases being in babies of six weeks to six months.　Babies' intestines*
have not been sufficiently developed to be able to fight off the bacteria.　（　イ　）, it
should never be given to babies in any form, including raw and cooked products.　By
the time they are over one year old, babies will be able to（　ウ　）any botulinum
spores, so honey is safe for toddlers* and older children.

botulinum spores*　ボツリヌス菌　　　toxin*　毒素　　　intestines*　腸
toddlers*　よちよち歩きの小児

ア	1. affects	2. effects	3. interacts	4. reflects	19
イ	1. Additionally	2. Furthermore	3. Regardless	4. Therefore	20
ウ	1. consume	2. create	3. destroy	4. preserve	21

(B)　Oseltamivir was approved as an antiviral medication by the U.S. Food and
Drug Administration* (FDA) approximately 20 years ago.　This medicine has been
used to treat and prevent influenza A and influenza B,（　エ　）over $18 billion in
sales across the world.　It had been believed that it would reduce complications*,
hospital admissions, and mortalities.　However, while the World Health
Organization (WHO) had positioned Oseltamivir（　オ　）the essential medicine list
since 2009, the FDA concluded that there was no evidence of its efficacy.　Now the
WHO has decided to downgrade it from a "core" drug to a "complementary" drug after
reviewing evidence, but experts argue that it is（　カ　）too late.

U.S. Food and Drug Administration*　米国食品医薬品局　　　complications*　合併症

エ	1. funding	2. generating	3. spending	4. vending	22
オ	1. by	2. for	3. on	4. with	23
カ	1. far	2. over	3. up	4. very	24

VI. 次の英文を読み、３つの設問に対して最も適切な答えをそれぞれ１から４の中から
１つ選び、その番号をマークしなさい。　　　　【 解答番号　| 25 | ～ | 27 | 】

　　Measles* is a highly <u>contagious</u> childhood disease caused by a virus.　It is said that ninety percent of people who have not been vaccinated* against measles will get it if they happen to be near an affected person.　It causes a total-body skin rash* and influenza-like symptoms – including a high fever, sore throat, cough, runny nose, and red eyes.　Because it can cause breathing problems and brain swelling, it is known to be one of the leading causes of death among young children.　Although it is rare in the United Sates, twenty million cases are reported around the world every year.

　　The disease spreads when a person breathes in or has direct contact with virus-infected fluid sprayed into the air when someone with measles coughs or sneezes.　A person who is exposed to the virus may not show symptoms for eight to ten days.　An infected person can spread the disease to others for about eight days; from four days before until about four days after the rash appears.

　　As a result of widespread immunizations*, measles was declared eliminated from the United States in 2000.　It meant that a continuous disease transmission was not confirmed for more than twelve months.　However, the United States averages about sixty cases of measles a year today, and most of these originate outside the country.　In 2015, there was a large multi-state measles outbreak linked to Disneyland in California.　From January 1 to July 15, 117 people from thirteen states were reported to have contracted measles.　These people were predominantly those who were not vaccinated against the virus.　The outbreak likely started from a traveler who became infected overseas with measles, then visited the amusement park.

　　During the summer of 2017, a measles outbreak hit the Somali-American* community in the city of Minneapolis, Minnesota.　At least forty-five out of fifty cases were among children, and they were not vaccinated against measles. Although the Centers for Disease Control and Prevention* recommend that all children receive a combined vaccine* of measles, mumps*, and rubella* (MMR), many Somali parents ignored it, believing that the MMR vaccine would cause a certain developmental disability.　| a |

measles*　麻疹(はしか)　　　　vaccinated*　予防接種を受けた　　　rash*　湿疹

immunizations*　予防接種　　　Somali-American*　ソマリア系アメリカ人の

Centers for Disease Control and Prevention*　米国疾病予防センター

vaccine*　ワクチン　　　　mumps*　おたふく風邪　　　rubella*　風疹

1.　Which of the following would be the closest in meaning to the underlined word in
the first paragraph?

　1.　controllable

　2.　harmless

　3.　inoffensive

　4.　transmittable

25

2.　Which of the following is NOT stated in the passage?

　1.　People who are vaccinated against measles will not get the disease even if they
spend time with a virus-infected person.

　2.　Measles can be transmitted to others through an infected person's coughs and
sneezes for more than a week.

　3.　Measles are occasionally brought into the States by travelers who went abroad
and happened to get the disease.

　4.　A measles outbreak occurred in the area of people who were against the
measles immunization.

26

3.　Which would be the best sentence to put into [a] ?

　1.　Health officials need to be educated about the necessity of that combined
vaccine.

　2.　Somali children should be able to get the MMR vaccine completely free of
charge.

　3.　Somali parents might be punished unless they get their children vaccinated
against those three diseases.

　4.　Health officials are taking steps to win back trust in vaccines so that such an
outbreak will not occur again.

27

Ⅶ．次の英文を読み、３つの設問に対して最も適切な答えをそれぞれ１から４の中から
１つ選び、その番号をマークしなさい。　　　　　【 解答番号　28　〜　30　】

　　Fat, along with protein and carbohydrates*, is one of the three essential chemical substances called macronutrients, which provide the body with energy it needs.　It is an important part of a healthy diet, and is a key nutrient needed for some vitamins to be absorbed into the body.　Consuming the appropriate amount of the right types of dietary fats is one of the most significant factors in reducing the risk of developing various diseases.　Fats in nuts, avocados, and olive oil are considered healthy fats, and will help people fight stress, deal with mood swings, and even control their weight.　Among healthy fats, extra virgin olive oil (EVOO) has received scholarly attention as the healthiest fat on earth.　Many studies have revealed that EVOO has health benefits for the heart, brain, skin, and bones because it contains polyphenols*, omega-3 and omega-6 fatty acids*, and vitamins E and K.

　　EVOO can help improve bone calcification*, aiding in building healthier and stronger bones.　Numerous studies have suggested that a diet rich in EVOO, whole grains, fish, fruits, and vegetables prevents metabolic syndrome*, lowers the risk of heart disease, and reduces the risk of type II diabetes*.　Moreover, a diet rich in olive oil can protect people from having mental illness such as depression.　It also helps to repair skin damage from sun exposure and prevents the dangerous form of skin cancer.　Besides skin cancer, breast cancer is the most common type of cancer for women.　One study suggested that EVOO had consistently proven to have less risk of tumors* associated with it than other fats, meaning an overall decrease of their incidence, multiplication, and growth.　(　　　　) EVOO, the risk of breast cancer was reduced by 61%.

　　In 2017, new research showed that EVOO may protect the brain from losing its ability to work properly.　Researchers at a university in Philadelphia stated that EVOO had a good effect on memory as well as learning ability, and reduced the formation of poisons in the brain that are the signs of Alzheimer's disease*.　In their study, they put mice into two groups, assigning one group a diet with EVOO and the other a diet without it.　According to the lead researcher, the brain cells from the mice that ate food enriched with EVOO had lower levels of the poisons.

　　The World Alzheimer Report 2015 showed that the number of people with dementia* will increase to over 75 million by 2030, doubling every twenty years.　In addition, the total estimated global cost of dementia is a trillion dollars in 2018. It is necessary to develop effective yet affordable treatments as quickly as possible. EVOO, the healthiest fat on earth, would be potentially helpful in reducing the risks of various diseases.

carbohydrates* 炭水化物   polyphenols* ポリフェノール   fatty acids* 脂肪酸

calcification* 石灰化   metabolic syndrome* メタボリック症候群   diabetes* 糖尿病

tumors* 腫瘍   Alzheimer's disease* アルツハイマー病   dementia* 認知症

1. Which of the following would be the most appropriate words to put into the blank in the second paragraph?

   1. According to

   2. In aid of

   3. On behalf of

   4. Thanks to

28

2. According to the passage, which of the following is NOT true about EVOO?

   1. It helps one learn and memorize new things.

   2. It helps break down the poison in the brain.

   3. It helps in the fight against unhappy and miserable feelings.

   4. It helps heal the damaged skin caused by sunlight.

29

3. According to the passage, which of the following is true?

   1. Among all macronutrients on earth, which are fat, protein, and carbohydrates, fat is the most important.

   2. The mice which went on a diet have less poisons in their brains than those which didn't go on an EVOO diet.

   3. The occurrence of tumors is reduced with regard to EVOO as compared to other fats.

   4. The number of people who suffer from dementia could become twice as many every year for twenty years.

30

数 学

問題

30年度

第一問 次の問に答えよ.

(1) $a = \dfrac{3}{\sqrt{5}+\sqrt{2}}$, $b = \dfrac{3}{\sqrt{5}-\sqrt{2}}$ であるとき,

$$a^2 + ab + b^2 = \boxed{^{1)}}\boxed{^{2)}}, \quad a^3 + a^2b + ab^2 + b^3 = \boxed{^{3)}}\boxed{^{4)}}\sqrt{\boxed{^{5)}}}$$

である.

(2) c, d をそれぞれ実数として, 次の $\boxed{^{6)}}$, $\boxed{^{7)}}$ に当てはまる選択肢を下の **1.** ～ **4.** のうちから一つずつ選び, 該当する番号をマーク欄にマークせよ. だだし, 同じものを繰り返し選んでもよい.

$cd = 0$ であることは, $c^2 + d^2 = 0$ であるための $\boxed{^{6)}}$.

$c^2 > d^2$ であることは, $c > d$ であるための $\boxed{^{7)}}$.

1. 必要十分条件である

2. 必要条件であるが, 十分条件でない

3. 十分条件であるが, 必要条件でない

4. 必要条件でも十分条件でもない

第二問　次の問に答えよ.

(1) $\dfrac{3}{a} + \dfrac{4}{b} = \dfrac{12}{ab} - 1$, $a \neq 0$, $b \neq 0$ を満たす整数の組 (a,b) の個数は $\boxed{8)}\ \boxed{9)}$ である.

(2) △ABC において, 辺 AB を $2:3$ に内分する点を P, 辺 BC を $5:3$ に外分する点を Q とする. 線分 PQ と辺 CA との交点を R とするとき, CR : RA $= \boxed{10)} : \boxed{11)}\ \boxed{12)}$ である.

第三問　次の問に答えよ.

(1) $2^x + 13 \cdot 2^{1-x} - 2^{2(2-x)} - 11 = 0$ を満たす x の値は小さいほうから順に

$$\boxed{13)} \ , \ \boxed{14)} \ , \ \boxed{15)}$$

である.

(2) 2 次関数 $y = x^2 + ax + b$ のグラフが x 軸と 2 点 $\left(\cos\frac{5}{12}\pi, \ 0\right)$, $\left(\sin\frac{5}{12}\pi, \ 0\right)$ で

交わるとき, $a = -\dfrac{\sqrt{\boxed{16)}}}{\boxed{17)}}$, $b = \dfrac{\boxed{18)}}{\boxed{19)}}$ であり, このとき, この 2 次関

数のグラフと x 軸とで囲まれた部分の面積は $\dfrac{\sqrt{\boxed{20)}}}{\boxed{21)}\boxed{22)}}$ である.

第四問　次の問に答えよ.

(1) 第 8 項が 28, 第 16 項が 59 の等差数列の初項は $\dfrac{\boxed{23)}}{\boxed{24)}}$, 第 208 項は $\boxed{25)}\ \boxed{26)}\ \boxed{27)}$ である.

(2) $a,\ b,\ c$ をそれぞれ実数として, 4 つのベクトル $\vec{w} = (-3,\ 1,\ 2)$, $\vec{x} = (2,\ 0,\ -1)$, $\vec{y} = (-1,\ 1,\ 0)$, $\vec{z} = (3,\ -2,\ 4)$ の間に関係式 $\vec{z} = a\vec{w} + b\vec{x} + c\vec{y}$ が成り立つとき, $a = \dfrac{\boxed{28)}}{\boxed{29)}}$, $b = \boxed{30)}$, $c = -\dfrac{\boxed{31)}\ \boxed{32)}}{\boxed{33)}}$ である.

化 学

問題
30年度

第 一 問 次の問1〜3に答えよ。 ［解答番号 1 〜 3 ］

問1 下記の 1〜9 の物質のうち、単体ではないものをすべて選び、解答番号 1 にすべてマークせよ。

［解答番号 1 ］

1. アルゴン 2. ダイヤモンド 3. アンモニア
4. オゾン 5. メタン 6. マンガン
7. 硫黄 8. 二酸化炭素 9. フラーレン

問2 下記の 1〜9 の物質のうち、共有結合をもたないものをすべて選び、解答番号 2 にすべてマークせよ。

［解答番号 2 ］

1. アセチレン 2. 塩素 3. アンモニア
4. 塩化ナトリウム 5. メタン 6. ケイ素
7. ダイヤモンド 8. 二酸化炭素 9. 塩化水素

問3 下記の 1〜9 の物質のうち、極性分子をすべて選び、解答番号 3 にすべてマークせよ。

［解答番号 3 ］

1. アセチレン 2. 硫化水素 3. アンモニア
4. ナフタレン 5. メタン 6. 水
7. 四塩化炭素 8. 二酸化炭素 9. 塩化水素

第　二　問　　　次の文章を読み、問 1 〜 3 に答えよ。ただし、硫酸バリウム（$BaSO_4$）の溶解度積は $K_{sp} = 1.0 \times 10^{-10}$〔$(mol/L)^2$〕とし、溶解による体積変化は無視する。　　　　　　　　　　　　　　　〔解答番号 | 4 |〜| 6 |〕

　一般に、バリウム化合物は劇物の指定を受けている。しかし、$BaSO_4$ は溶解度の関係より劇物から除外されており、胃の造影剤として安全に用いられている。

問 1　　溶解度および溶解度積に関する次の記述のうち、正しいものを選べ。

〔解答番号 | 4 |〕

【ア】　溶解度積は、溶液中に沈殿せずに存在できるイオンのモル濃度の積で表される。

【イ】　一般に、溶解度積が大きい物質ほど、沈殿を生じやすい。

【ウ】　化学平衡に関係するイオンを含んだ電解質を添加すると、溶解度や電離度が小さくなることがある。

【エ】　溶解度積は、温度が変わっても変化しない。

1.　アのみ　　2.　イのみ　　3.　ウのみ　　4.　エのみ　　5.　ア、イ
6.　ア、ウ　　7.　ア、エ　　8.　イ、ウ　　9.　イ、エ　　0.　ウ、エ

問 2　　$BaSO_4$ の飽和水溶液における Ba^{2+} のモル濃度〔mol/L〕として、最も近い値を選べ。　　　　　　　　　　　　　　　〔解答番号 | 5 |〕

1.　5.0×10^{-9}　　　　2.　1.0×10^{-8}　　　　3.　5.0×10^{-8}
4.　1.0×10^{-7}　　　　5.　5.0×10^{-7}　　　　6.　1.0×10^{-6}
7.　5.0×10^{-6}　　　　8.　1.0×10^{-5}　　　　9.　5.0×10^{-5}

問 3　　1.0×10^{-2} mol/L の硫酸水溶液中に、$BaSO_4$ を混合していき $BaSO_4$ の沈殿が生成したときの Ba^{2+} のモル濃度〔mol/L〕として、最も近い値を選べ。ただし、硫酸バリウムは溶解度が十分に小さく、混合による硫酸イオンの濃度変化は無視できるものとする。　　　　　　　　　　　　　　　〔解答番号 | 6 |〕

1.　5.0×10^{-9}　　　　2.　1.0×10^{-8}　　　　3.　5.0×10^{-8}
4.　1.0×10^{-7}　　　　5.　5.0×10^{-7}　　　　6.　1.0×10^{-6}
7.　5.0×10^{-6}　　　　8.　1.0×10^{-5}　　　　9.　5.0×10^{-5}

第 三 問　　　次の問 1 ～ 3 に答えよ。ただし、原子量は H＝1、C＝12、N＝14、
　　　　　　　　　F＝19、Na＝23、Cl＝35.5、K＝39、Ag＝107.9、Ba＝137.3 とする。

［解答番号　7　～　9　］

問 1　物質の融点、沸点に関する次の記述のうち、正しいものを選べ。

［解答番号　7　］

【ア】　$NaCl$ は、NH_3 よりも融点が高い。
【イ】　KCl は、$NaCl$ よりも融点が高い。
【ウ】　F_2 は、HCl よりも沸点が高い。
【エ】　CH_4 は、C_2H_6 よりも沸点が高い。

1．アのみ　　　2．イのみ　　　3．ウのみ　　　4．エのみ　　　5．ア、イ
6．ア、ウ　　　7．ア、エ　　　8．イ、ウ　　　9．イ、エ　　　0．ウ、エ

問 2　気体に関する次の記述のうち、正しいものを選べ。　　　［解答番号　8　］

【ア】　理想気体は、気体の状態方程式を完全に満たす。
【イ】　理想気体の分子には、体積や質量がない。
【ウ】　実在気体は、温度が低い方が理想気体に近い。
【エ】　実在気体は、圧力が高い方が理想気体に近い。

1．アのみ　　　2．イのみ　　　3．ウのみ　　　4．エのみ　　　5．ア、イ
6．ア、ウ　　　7．ア、エ　　　8．イ、ウ　　　9．イ、エ　　　0．ウ、エ

問 3　金属結晶の構造に関する次の記述のうち、正しいものを選べ。

［解答番号　9　］

【ア】　面心立方格子と比較して、六方最密構造の方が単位格子中の原子数が
　　　　多い。
【イ】　面心立方格子と六方最密構造では、1 つの原子に接する原子の数が
　　　　等しい。
【ウ】　面心立方格子と比較して、体心立方格子の方が充塡率は大きい。
【エ】　面心立方格子と比較して、六方最密構造の方が充塡率は大きい。

1．アのみ　　　2．イのみ　　　3．ウのみ　　　4．エのみ　　　5．ア、イ
6．ア、ウ　　　7．ア、エ　　　8．イ、ウ　　　9．イ、エ　　　0．ウ、エ

第　四　問　　次の熱化学方程式を用いて、下の問 1 〜 3 に答えよ。ただし、気体はすべて理想気体とし、液体の体積および液体に対する気体の溶解は無視できるものとする。　　〔解答番号　10　〜　12　〕

$$C\,(黒鉛) + O_2\,(気) = CO_2\,(気) + 394\,kJ$$

$$H_2\,(気) + \frac{1}{2}O_2\,(気) = H_2O\,(液) + 286\,kJ$$

$$C_2H_4\,(気) + 3O_2\,(気) = 2CO_2\,(気) + 2H_2O\,(液) + 1411\,kJ$$

$$3C\,(黒鉛) + 4H_2\,(気) = C_3H_8\,(気) + 105\,kJ$$

問 1　エチレン C_2H_4（気）の生成熱〔kJ/mol〕として、最も近い値を選べ。
　　　　　　　　　　　　　　　　　　　　　　　　〔解答番号　10　〕

　　1.　−394　　2.　−192　　3.　−96　　4.　−51　　5.　−19
　　6.　　28　　7.　　143　　8.　　286　　9.　　765　　0.　1411

問 2　プロパン C_3H_8（気）の燃焼熱〔kJ/mol〕として、最も近い値を選べ。
　　　　　　　　　　　　　　　　　　　　　　　　〔解答番号　11　〕

　　1.　105　　2.　210　　3.　396　　4.　680　　5.　1182
　　6.　1587　　7.　2221　　8.　2765　　9.　3561　　0.　4442

問 3　メタノール CH_3OH（気）の生成熱〔kJ/mol〕として、最も近い値を選べ。ただし、メタノール CH_3OH（気）の燃焼熱は、726 kJ/mol とする。
　　　　　　　　　　　　　　　　　　　　　　　　〔解答番号　12　〕

　　1.　240　　2.　480　　3.　720　　4.　960　　5.　1200
　　6.　1440　　7.　2880　　8.　3120　　9.　3360　　0.　3600

第 五 問　　次の図は、アンモニアソーダ法を示している。下の問１～３に答えよ。ただし、A～Iは化合物である。　　　［解答番号 13 ～ 15 ］

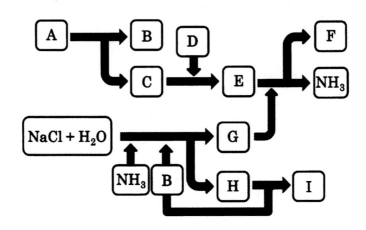

問１　化合物 E はどれか。ただし、該当するものがない場合は 0 を選べ。

［解答番号 13 ］

1. $CaCO_3$　　2. Na_2CO_3　　3. $NaHCO_3$　　4. CaO　　5. $Ca(OH)_2$
6. $CaCl_2$　　7. NH_4Cl　　8. CO_2　　9. H_2O

問２　化合物 G はどれか。ただし、該当するものがない場合は 0 を選べ。

［解答番号 14 ］

1. $CaCO_3$　　2. Na_2CO_3　　3. $NaHCO_3$　　4. CaO　　5. $Ca(OH)_2$
6. $CaCl_2$　　7. NH_4Cl　　8. CO_2　　9. H_2O

問３　化合物 I に関する次の記述のうち、正しいものを２つ選び、解答番号 15 に
2つマークせよ。　　　［解答番号 15 ］

1. 水溶液から結晶化させると、白色粉末状の一水和物が得られる。
2. 水和物は、空気中に放置すると潮解する。
3. 強酸を加えると気体を発生し、その気体は石灰水を白濁させる。
4. 水酸化ナトリウムを空気中に放置すると生成する。
5. 塩基性を示すため、内服用胃腸薬などに使用される。

第 六 問　次の文章を読み、問１〜３に答えよ。ただし、原子量は H＝1、O＝16、Na＝23、K＝39 とする。　　　［解答番号 16 〜 18 ］

　脂肪酸には、【 ア 】のような飽和脂肪酸や、【 イ 】のような不飽和脂肪酸がある。炭素数が同じ場合、二重結合の数が多いほど融点は【 ウ 】なる。このことを利用して、植物油を【 エ 】することで、マーガリンの製造は行われている。

　近年、トランス脂肪酸を摂取すると動脈硬化の危険性が増すと報告されている。トランス脂肪酸は、不飽和脂肪酸を【 エ 】するときに、シス形の不飽和脂肪酸がトランス形の不飽和脂肪酸に変化して生成すると言われている。

問１　【 ア 】〜【 エ 】にあてはまる語句の組み合わせとして、正しいものはどれか。　　　　　　　　　　　　　　　　　　　　　　　　［解答番号 16 ］

	【 ア 】	【 イ 】	【 ウ 】	【 エ 】
1	ステアリン酸	オレイン酸	低く	酸化
2	ステアリン酸	オレイン酸	高く	酸化
3	ステアリン酸	オレイン酸	低く	還元
4	ステアリン酸	オレイン酸	高く	還元
5	オレイン酸	ステアリン酸	低く	酸化
6	オレイン酸	ステアリン酸	高く	酸化
7	オレイン酸	ステアリン酸	低く	還元
8	オレイン酸	ステアリン酸	高く	還元

問２　次の記述のうち、誤っているものをすべて選び、解答番号 17 にすべてマークせよ。　　　　　　　　　　　　　　　　　　　　　　　　［解答番号 17 ］

1. 乾性油は、不乾性油に比べてヨウ素価が大きい。
2. アマニ油、大豆油は、酸化されても固化しにくい。
3. オリーブ油、ツバキ油は、酸化されても固化しにくい。
4. 乾性油は、塗料や印刷インクに使われる。
5. 乾性油は、食用油や化粧品などに使われる。

問３　けん化価 300 の油脂１kg をけん化するのに必要な水酸化ナトリウムの質量〔g〕として、最も近い値を選べ。　　　　　　　　　　　　　　　　［解答番号 18 ］

1. 0.18	2. 0.21	3. 0.42	4. 17.7	5. 21.4
6. 42.0	7. 177	8. 214	9. 420	

第　七　問　　次の文章を読み、問 1 ～ 3 に答えよ。ただし、原子量は H＝1、C＝12、O＝16 とする。　　　〔解答番号　19 ～ 21 〕

　希硫酸にデンプンとショ糖を加えて熱し、完全に単糖類に加水分解したのち、塩基性の水溶液で中和した。この溶液に【 ア 】を加えて熱すると、【 イ 】の沈殿が生じた。

問 1　下線部で生じた単糖を 2 つ選び、解答番号　19　に 2 つマークせよ。
〔解答番号　19 〕

1.　マルトース　　　2.　グルコース　　　3.　マンノース
4.　ラクトース　　　5.　トレハロース　　6.　ガラクトース
7.　フルクトース　　8.　グリコーゲン

問 2　【 ア 】および【 イ 】にあてはまる語句および化学式の組み合わせとして、正しいものはどれか。
〔解答番号　20 〕

	【 ア 】	【 イ 】
1	シュワイツァー試薬	CuO
2	フェーリング液	CuO
3	ニンヒドリン水溶液	CuO
4	シュワイツァー試薬	Cu_2O
5	フェーリング液	Cu_2O
6	ニンヒドリン水溶液	Cu_2O
7	シュワイツァー試薬	Ag
8	フェーリング液	Ag
9	ニンヒドリン水溶液	Ag

問 3　下線部で生じた単糖 300 g を発酵させたところ、完全にエタノールと二酸化炭素に分解された。このとき生じたエタノールの質量〔g〕として、最も近い値を選べ。ただし、この単糖は水和物を含まないものとする。
〔解答番号　21 〕

1.　38　　　2.　76　　　3.　95　　　4.　153　　　5.　190　　　6.　309

英 語

解答　　　　　30年度

I
〔解答〕
1. 1
2. 3
3. 4
4. 3
5. 3
6. 2
7. 2
8. 3

〔出題者が求めたポイント〕
1. aspects「諸側面」。design「設計」。movement「動き」。posts「地位、立場」。
2. take by ～「～を不意打ちする」。take on ～「～を引き受ける、雇う」。get by「何とかやっていく」。get on ～「～に乗る」。
3. 形容詞の pointless を修飾するので、副詞の seemingly が正解。
4. 「パーティに遅刻した」の意味なので、「現れた」の turned up が正解。
5. 空所は、文と文の間なので接続詞が入る。「いったん～すると」の意味の once が正解。
6. cheerfully「明るく」。firmly「固く」。highly「高く」。steadily「着実に」。
7. immigrate ～「～を移住させる」。promote ～「～を促進する」。reproduce ～「～を再生する」。terminate ～「～を終わらせる」。
8. if she had known という仮定法の文が if 省略のために倒置がおきている。

〔問題文訳〕
1. 行政官たちは日本の公教育の諸側面を改革すべく、さらに大胆な努力をしようとしている。
2. 保育園職員として、私は何とか暮らしている。もっと高い給料は欲しいけれど。
3. この仕事の最も困難な部分は、長く、退屈で、表面上は無意味な会議だった。
4. 我々はパーティに遅刻したので、バンドはすでに演奏を始めていた。
5. 地域社会に基盤をおく組織によって、いったん腐敗が明らかにされると、その政治家の犯罪を隠すためにできることは何もなかった。
6. 彼は、自分と同僚が、いつの日かノーベル化学賞をとると固く信じている。
7. 今日スマートフォンは、自己学習を促進するために使える強力な学習ツールと見なされる。
8. ティムが家に来ると知っていたなら、キャシーはパーティには行かなかっただろう。

II
〔解答〕
1. 3
2. 2
3. 3
4. 1

〔出題者が求めたポイント〕
1. commencement「卒業式」。ceremony「儀式」。convention「慣習、集会」。graduation「卒業式」。solemnity「厳粛さ」。
2. persistent「持続的な」。altered「変えられた」。continued「継続した」。preceding「先行する」。unsteady「不安定な」。
3. discern「差異を区別する」。anticipate ～「～を予測する」。concrete「固まる」。distinguish「区別する」。overlook ～「～を見落とす」。
4. prolonged「長引く」。continual「継続的な」。dragging「のろのろした」。longing「憧れの」。substantial「実体がある」。

〔問題文訳〕
1. 学長は昨日の卒業式で、すばらしい演説をした。
2. 抗生剤は 20 世紀の驚くべき薬だ。しかし、持続的かつ不適切に使用すると、細菌が抵抗力を進化させる。
3. 私の娘は善悪の区別がつくほどかしこい。
4. 長期の睡眠不足は、心臓病、高血圧、体重増加などの深刻な病状をもたらすことがある。

III
〔解答〕
1. 1
2. 2
3. 4

〔出題者が求めたポイント〕
1. 文意から、接続詞の Since は Though（または Although）に変える必要がある。
2. raise は increase が適切。
3. 「来週までに」は by next week が適切。

〔問題文訳〕（間違いを訂正したもの）
1. エミリーは何も返答しなかったが、彼女の表情は上司の決定を認めていないことを示していた。
2. 我々は、新興の意欲的な会社と競争するために、広告予算を大幅に増加させることが不可欠だ。
3. これらの文書は、来週までに準備されることが求められる。

IV
〔解答〕
1. 3
2. 4

3. 1
〔出題者が求めたポイント〕
〔選択肢訳〕
1.
 1. 全く見当もつかない。
 2. 恥を知れ。
 3. かわいそうに。
 4. それは無駄な同情だ。
2.
 1. 大丈夫！
 2. いくら感謝してもしきれない。
 3. 冗談でしょ！
 4. ひとつ借りができた。
3.
 1. きまりが悪い、
 2. （下品なので）口に出すのがはばかられる、
 3. 見込みが全くない、
 4. これは役に立たない、

〔問題文訳〕
1. A：おや、ジョン、どうしたの？　ロブスターみた
　　　いだよ。
　 B：うん、昨日海岸に行って、日焼けしたんだ。今
　　　とっても痛いよ。
　 A：かわいそうに。この薬を試してごらん。ものす
　　　ごく効くよ。
2. A：なんてこった！　管理事務所から書類を取って
　　　くるのを忘れた。
　 B：こうしよう。僕が君のために取ってきてあげる
　　　よ。あのビルに用事があるから。
　 A：ひとつ借りができたね。
3. A：あなたの血液サンプルを取らせてもらいます。
　 B：きまりが悪いのですが、私は針が怖いのです。
　 A：大丈夫ですよ。このベッドに横になってくださ
　　　い。痛いかも知れませんが、ちょっとだけです。
　　　オッケー！　全て終わりました。

Ⅴ
〔解答〕
(A)
　ア　1
　イ　4
　ウ　3
(B)
　エ　2
　オ　3
　カ　1

〔出題者が求めたポイント〕
(A)
ア　affect ～「～に影響を及ぼす」。effect「影響（名詞）」。
　　interact ～「～と相互に影響しあう」。reflect ～「～
　　を反射する」。
イ　additionally「加えて」。furthermore「さらに」。

regardless「無頓着な」。therefore「したがって」。
ウ　consume ～「～を消費する」。create ～「～を作る」。
　　destroy ～「～を破壊する」。preserve ～「～を保存
　　する」。
(B)
エ　fund ～「～に資金供給する」。generate ～「～を生
　　む」。spend ～「～を使う、費やす」。vend ～「～を
　　売り歩く」。
オ　list に載るという文脈なので、on が適切。
カ　too を強調する副詞は、far が適切。

〔全訳〕
(A)
　ハチミツは、地球上で最も古い甘味料の１つであり、
成人用の用途だけでなく、多くの健康上の利点がある。
しかし、赤ちゃん、特に１歳未満の子供にとっては危険
だ。ハチミツの中にボツリヌス菌の芽胞が含まれる可能
性があり、毒素を生成して幼児に死をもたらすことがあ
るからだ。それが１歳未満の子供に影響を及ぼし、ほと
んどの症例では、６週間から６ヶ月の乳児が罹患してい
る。赤ちゃんの腸は、細菌と戦うことができるほど十分
発達していない。したがって、生や調理済み製品を含む、
あらゆる形態のものを乳児に与えるべきではない。１歳
以上になると、赤ちゃんはボツリヌス菌の芽胞を破壊で
きるので、ハチミツはよちよち歩きの小児にも年長の子
供にとっても安全になる。
(B)
　オセルタミビルは約 20 年前に米国食品医薬品局
(FDA)によって抗ウイルス薬として承認された。この
薬は、インフルエンザ A およびインフルエンザ B を治
療および予防するために使用されており、世界中で 180
億ドル以上の売上を生み出してきた。これは、合併症、
病院入院、死亡率を減少させると考えられていた。しか
し、世界保健機関(WHO)は 2009 年から必須医薬品リ
ストにオセルタミビルを載せてきたが、FDA は有効性
の証拠はないと結論付けた。今般、WHO は証拠を検討
した後、「中核的」薬剤から「補助的」薬剤に格下げす
ることを決定したが、専門家はそれが遅すぎると主張し
ている。

Ⅵ
〔解答〕
1. 4
2. 1
3. 4
〔出題者が求めたポイント〕
1. 次のどれが第１段落の下線を引いた単語に最も意味
　が近いか。
　 1. 制御可能な
　 2. 無害の
　 3. 害にならない
　 4. 伝染性の
2. 次のどれが文中に記載されていないか。

1. 麻疹ワクチン接種を受けた人々は、ウイルスに感染した人と一緒に時を過ごしても病気に感染しない。
2. 麻疹は1週間以上、感染した人の咳やくしゃみによって感染する可能性がある。
3. 麻疹はたまに、海外に行って偶然病気にかかった旅行者によって米国に持ち込まれる。
4. 麻疹の流行が、麻疹の予防接種に反対する人々の地域で起こった。

3. ◯A◯ に入れる最善の文章はどれか。
1. 保健当局は混合ワクチンの必要性について教育される必要がある。
2. ソマリア人の子供たちは、MMRワクチンを完全に無料で入手できるようになるべきだ。
3. ソマリア人の親は、子供にこれら3つの病気の予防接種を受けさせないと、処罰されるかもしれない。
4. 保健当局は、このような流行が再び起こらないよう、ワクチンの信頼性を取り戻すための対策を講じている。

〔全訳〕
　麻疹は、ウイルスに起因する伝染性の高い子供の病気だ。ワクチン接種を受けていない人々の90%が、罹患した人の近くにいると、麻疹に感染してしまうかもしれないと言われている。それは、高熱、喉の痛み、咳、鼻水、赤い目を含む全身の皮膚の発疹やインフルエンザのような症状を引き起こす。呼吸障害や脳の腫脹を引き起こす可能性があるため、幼児の主要な死因の1つであることが知られている。米国ではまれだが、毎年世界中で2千万件が報告されている。

　この病気は、麻疹患者が咳やくしゃみをして、空中に噴霧されるウイルス感染した体液を吸い込むか、あるいはそれに直接触れるとき拡散する。ウイルスに触れた人は、8〜10日間症状を示さないことがある。感染した人は、発疹が出現する4日前から約4日後まで、約8日間、他人にこの病気をうつす可能性がある。

　広範囲にわたる予防接種の結果、2000年に麻疹は米国から排除されたとの宣言が出された。それは、12ヶ月以上にわたって、連続した疾患の伝染が確認されなかったことを意味した。しかし、米国では平均して1年に約60例の麻疹が発生しており、そのほとんどは国外起源のものだ。2015年には、カリフォルニア州のディズニーランド関連で、多数の多発性麻疹が発生した。1月1日から7月15日までに、13州の117人が麻疹に罹ったと報告された。これらの人々は、主に対ウイルス予防接種を受けていない人だった。この流行は、海外で麻疹に感染し、その後遊園地を訪れた旅行者から始まった可能性が高い。

　2017年夏、ミネソタ州ミネアポリス市のソマリア系アメリカ人コミュニティで麻疹が流行した。50例のうち少なくとも45例が小児であり、麻疹に対して予防接種を受けていなかった。全ての子供に麻疹、おたふく風邪、風疹(MMR)の混合ワクチン投与を推奨しているが、

多くのソマリア人の親はMMRワクチンが特定の発達障害を引き起こすと思っている。保健当局は、このような流行が再び起こらないよう、ワクチンの信頼性を取り戻すための対策を講じている。

VII
〔解答〕
1. 4
2. 2
3. 3

〔出題者が求めたポイント〕
1. 第2段落の空所に入れるのに最も適切な単語は次のどれか？
　1. 〜によれば
　2. 〜を助けるために
　3. 〜の代理として、代表して
　4. 〜のおかげで
2. この文によれば、EVOOについては次のどれが正しくないか？
　1. それは人が新しいものを学び、覚えるのに役立つ。
　2. それは脳内の毒を分解するのに役立つ。
　3. それは不幸や悲惨な気持ちと戦うのに役立つ。
　4. それは日光に起因する傷ついた肌を癒すのに役立つ。
3. この文によれば、次のどれが正しいか？
　1. 地球上の全主要栄養素である脂肪、タンパク質、炭水化物の中で、脂肪が最も重要である。
　2. ダイエットしたマウスは、EVOOダイエットをしなかったマウスよりも脳内の毒は少なかった。
　3. 腫瘍の発生は、EVOOに関しては他の脂肪と比べて少ない。
　4. 認知症を患う患者の数は、20年間にわたって毎年2倍化するだろう。

〔全訳〕
　脂肪は、タンパク質と炭水化物とともに、必要なエネルギーを体に提供する主要栄養素と呼ばれる3つの必須化学物質の1つである。それは健康的な食事の重要な部分であり、いくつかのビタミンが体に吸収されるために必要で重要な栄養素だ。適切な種類の食物脂肪を、適切な量摂取することは、様々な疾患症のリスクを低減する最も重要な要因の1つだ。ナッツ、アボカド、オリーブオイルの脂肪は健康的な脂肪とみなされ、人々がストレスに対処し、気分の変化に対処し、体重をコントロールするのに役立つ。健康的な脂肪の中で、エキストラバージンオリーブオイル（EVOO）は地球上で最も健康的な脂肪として学術的な注目を集めている。多くの研究により、EVOOはポリフェノール、オメガ-3およびオメガ-6脂肪酸、ビタミンEおよびKを含有しているため、心臓、脳、皮膚および骨の健康に有益であることが明らかにされている。

　EVOOは骨の石灰化を改善するのに役立ち、より健康で強靭な骨の構築を助ける。EVOO、全粒粉、魚、

　果物、野菜の豊富な食事がメタボリックシンドロームを予防し、心臓病のリスクを低下させ、Ⅱ型糖尿病のリスクを低下させることが数多くの研究で示唆されている。さらに、オリーブオイルが豊富な食事は、人々がうつ病のような精神病疾患にかかるのを防ぐこともできる。また、太陽露出による皮膚損傷を修復し、危険な皮膚がんを予防する。皮膚がんに加えて乳がんは、女性にとって最も一般的なタイプのがんだ。ある研究によれば、EVOO は他の脂肪よりも関連する腫瘍リスクが低いということが一貫して証明された。それは、発生率、増殖および成長の全体的な減少を意味する。EVOO のおかげで、乳がんのリスクは 61％減少した。

　2017 年、新しい研究が示すところによると、EVOO は脳が適切に機能しなくなるのを防ぐ可能性がある。フィラデルフィアのある大学の研究者は、EVOO は記憶力と学習能力に良い影響を与え、アルツハイマー病の徴候である脳内の毒の形成を減少させると述べた。彼らは研究で、マウスを 2 つのグループに分け、一方のグループには EVOO を含む食事を、他方のグループには含まない食事を割り当てた。研究チームのリーダーによれば、EVOO を豊富に含む食物を摂取したマウスの脳細胞は、毒性レベルが低かった。

　『世界アルツハイマーレポート 2015』は、2030 年までに認知症の患者数が 7500 万人超にまで増加し、20 年ごとに 2 倍になることを示した。さらに、2018 年における認知症の地球全体の総推定コストは 1 兆ドルになる。できるだけ早急に、効果的かつ手ごろな治療法を開発する必要がある。地球上で最も健康的な脂肪である EVOO は、さまざまな疾患のリスクを軽減する潜在的な有用性を持つ。

数　学

解答　　　　　　30年度

一

〔解答〕

(1)

1)	2)	3)	4)	5)
1	7	2	8	5

(2)

6)	7)
2	4

〔出題者が求めたポイント〕

(1)　対称式を用いた変形

$x^2 + y^2 = (x+y)^2 - 2xy,$

$x^3 + y^3 = (x+y)^3 - 3xy(x+y)$ を利用

(2)　必要条件と十分条件

反例が1つでもあればその命題は偽である

〔解答のプロセス〕

(1)　$a+b = 2\sqrt{5}$, $ab = 3$ だから,

$a^2 + ab + b^2 = (a+b)^2 - ab = 17$　…(答)

$a^3 + a^2b + ab^2 + b^3$

$= a^3 + b^3 + ab(a+b)$

$= (a+b)^3 - 3ab(a+b) + ab(a+b)$

$= (a+b)^3 - 2ab(a+b)$

$= 28\sqrt{5}$　…(答)

(2)　$cd = 0 \Rightarrow c^2 + d^2 = 0$ は偽　(反例：$c=1$, $d=0$)

$c^2 + d^2 = 0 \Rightarrow cd = 0$ は真

よって, 必要条件であるが十分条件ではない　…(答)

$c^2 > d^2 \Rightarrow c > d$ は偽　(反例：$c = -1$, $d = 0$)

$c > d \Rightarrow c^2 > d^2$ は偽　(反例：$c = 0$, $d = -1$)

よって, 必要条件でも十分条件でもない　…(答)

二

〔解答〕

(1)

8)	9)
1	4

(2)

10)	11)	12)
9	1	0

〔出題者が求めたポイント〕

(1)　不定方程式

（　　）×（　　）＝数 の形を作る

(2)　メネラウスの定理

△ABCと線分PQでメネラウスの定理を利用する

〔解答のプロセス〕

(1)　$\dfrac{3}{a} + \dfrac{4}{b} = \dfrac{12}{ab} - 1$ より, $3b + 4a = 12 - ab$

整理すると, $ab + 3b + 4a = 12$ より

$b(a+3) + 4a + 12 - 12 = 12$ だから

$b(a+3) + 4(a+3) = 24$

よって, $(a+3)(b+4) = 24$

ここで, a, b は整数だから $a+3, b+4$ も整数である。

ゆえに,

$(a+3,\ b+4)$

$= (1, 24),\ (2, 12),\ (3, 8),\ (4, 6)$

$(6, 4),\ (8, 3),\ (12, 2),\ (24, 1)$

$(-1, -24),\ (-2, -12),\ (-3, -8),\ (-4, -6)$

$(-6, -4),\ (-8, -3),\ (-12, -2),\ (-24, -1)$

$a \neq 0$, $b \neq 0$ なので $(3, 8)$, $(6, 4)$ を除く。

したがって, 14個　…(答)

(2)　△ABCと線分PQでメネラ
ウスの定理を用いると,

$\dfrac{QC}{BQ} \times \dfrac{RA}{CR} \times \dfrac{PR}{AP}$

$= \dfrac{3}{5} \times \dfrac{RA}{CR} \times \dfrac{3}{2} = 1$

よって, $\dfrac{RA}{CR} = \dfrac{10}{9}$ より

$CR : RA = 9 : 10$　…(答)

三

〔解答〕

(1)

13)	14)	15)
0	1	3

(2)

16)	17)	18)	19)	20)	21)	22)
6	2	1	4	2	2	4

〔出題者が求めたポイント〕

(1)　指数方程式

$2^x = t (t > 0)$ とおいて3次方程式を解く

(2)　加法定理, 解と係数の関係, 面積

解と係数の関係を用いて, a, b の値を求める

〔解答のプロセス〕

(1)　$2^{1-x} = 2 \cdot 2^{-x} = \dfrac{2}{2^x}$,

$2^{2(2-x)} = 2^{4-2x} = 2^4 \cdot 2^{-2x} = \dfrac{16}{2^{2x}} = \dfrac{16}{(2^x)^2}$ だから,

$2^x = t (t > 0)$ とおくと, $t + 13 \cdot \dfrac{2}{t} - \dfrac{16}{t^2} - 11 = 0$

整理すると, $t^3 - 11t^2 + 26t - 16 = 0$

よって, $(t-1)(t-2)(t-8) = 0$ より,

$t = 2^x = 1,\ 2,\ 8$

したがって, $x = 0,\ 1,\ 3$　…(答)

(2)　$y = x^2 + ax + b$ と x 軸との交点の x 座標は,

$x^2 + ax + b = 0$ の解だから, 解と係数の関係より,

$\cos \dfrac{5}{12}\pi + \sin \dfrac{5}{12}\pi = -a,\ \cos \dfrac{5}{12}\pi \cdot \sin \dfrac{5}{12}\pi = b$

加法定理より,

$\sin \dfrac{5}{12}\pi = \sin\left(\dfrac{\pi}{4} + \dfrac{\pi}{6}\right) = \dfrac{\sqrt{6} + \sqrt{2}}{4}$

$\cos \dfrac{5}{12}\pi = \cos\left(\dfrac{\pi}{4} + \dfrac{\pi}{6}\right) = \dfrac{\sqrt{6} - \sqrt{2}}{4}$

よって, $a = -\dfrac{\sqrt{6}}{2}$, $b = \dfrac{1}{4}$　…(答)

求める面積を S, $\sin \dfrac{5}{12}\pi = \alpha$, $\cos \dfrac{5}{12}\pi = \beta$ とおくと,

$S = \displaystyle\int_{\alpha}^{\beta} -(x^2 + ax + b)dx$

$$= \frac{1}{6}\left(\frac{\sqrt{6}+\sqrt{2}}{4} - \frac{\sqrt{6}-\sqrt{2}}{4}\right)^3$$

よって，$S = \dfrac{\sqrt{2}}{24}$　…(答)

四

〔解答〕

(1)

23)	24)	25)	26)	27)
7	8	8	0	3

(2)

28)	29)	30)	31)	32)	33)
9	2	5	1	3	2

〔出題者が求めたポイント〕

(1)　等差数列

　　第 8 項と第 16 項から連立方程式を作る

(2)　ベクトルの成分計算

　　x 成分，y 成分，z 成分をそれぞれ比較する

〔解答のプロセス〕

(1)　初項を a_1，公差を d とおくと，

$$a_8 = a_1 + 7d = 28, \quad a_{16} = a_1 + 15d = 59$$

よって，$a_1 = \dfrac{7}{8}$　…(答)

$d = \dfrac{31}{8}$ だから，

$$a_{208} = \frac{7}{8} + \frac{31}{8}\cdot(208-1) = 803 \quad \text{…(答)}$$

(2)　関係式より，

$$(3, \ -2, \ 4) = a(-3, \ 1, \ 2) + b(2, \ 0, \ -1)$$
$$+ c(-1, \ 1, \ 0)$$

よって，

$$(3, \ -2, \ 4) = (-3a + 2b - c, \ a + c, \ 2a - b)$$

成分を比較すると，$a = \dfrac{9}{2},\ b = 5,\ c = -\dfrac{13}{2}$　…(答)

化　学

解答

30年度

推　薦

一

〔解答〕

1 ③，⑤，⑧　2 ④　3 ②，③，⑥，⑨

〔出題者が求めたポイント〕

物質の分類，結合，極性

「すべて」とあるので，1つ1つ全て正確に検証していくこと。

〔解答のプロセス〕

問1　単体ではない，ということは化合物である，ということである。

問2　選択肢の中で共有結合でないのは，イオン結合の $NaCl$ のみ。HCl は水に溶けてイオンになるが，結合は共有結合である。

問3　結合に極性があり，分子全体でそれが打ち消されないものを選ぶ。分子構造を知らないと②の H_2S はわかりにくいが，極性分子は極性溶媒に，無極性分子は無極性溶媒に溶けやすい（例外もある）ので，水に溶けるか否かを足がかりにしてもよい。

二

〔解答〕

4 ⑥　5 ⑧　6 ②

〔出題者が求めたポイント〕

溶解平衡

平易。ここで足をとられないように注意。

〔解答のプロセス〕

問1　ア　正しい。

イ　溶解度積が大きい＝溶存できるイオンが多い＝溶けやすい。誤りである。

ウ　共通イオン効果のこと。正しい。

エ　一般に，固体の溶質は温度が上がれば多く溶けるようになることが知られている。これは難溶性の塩でも変わらない。

問2　$BaSO_4 \rightleftarrows Ba^{2+} + SO_4^{2-}$

溶質として $BaSO_4$ のみが存在する場合，

$[Ba^{2+}] = [SO_4^{2-}]$ となるから，

$[Ba^{2+}] = \sqrt{K_{sp}} = 1.0 \times 10^{-5}\,(\text{mol/L})$

問3　$[SO_4^{2-}] = 1.0 \times 10^{-2}$ とみなせるので，

$[Ba^{2+}] = \dfrac{K_{sp}}{[SO_4^{2-}]} = 1.0 \times 10^{-8}\,(\text{mol/L})$

三

〔解答〕

7 ①　8 ①　9 ②

〔出題者が求めたポイント〕

物性一般

〔解答のプロセス〕

問1　ア　$NaCl$ は常温で固体，NH_3 は気体である。正しい。

イ　どちらも価数1のイオン結合なので，イオン半径を比較すればよい。イオン半径の大きい K^+ の方が，クーロン力は小さくなる（※）ので，KCl の方が融点は低い。誤り。

$$\left(\begin{array}{l} ※クーロン力は F = \varepsilon\dfrac{Q \cdot q}{r^2}\ で与えられ，2つ \\ \ の電荷の間の距離\,r\,の2乗に反比例する。 \end{array} \right)$$

ウ　F_2 の沸点は $-188℃$，HCl は $-85.05℃$ で，HCl の方が高い。誤り。

エ　分子量を比較する。分子量の小さい CH_4 の方が沸点は低い。誤り。

問2　ア　$PV = nRT$ に完全に従うものを理想気体という。正しい。

イ　理想気体には，体積と分子間力がない。質量はあるので，誤り。

ウ　温度が低いと，実在気体は凝縮するため，理想気体の挙動から外れる。誤り。

エ　ウと同様，高圧にすれば実在気体は凝縮する。誤り。

問3　ア　六方最密充填構造では，単位格子中の原子は2つで，面心立方格子では4つである。誤り。

イ　両者ともに12で，最密構造。正しい。

ウ　体心立方格子は最密構造ではないので，充填率は低い。

エ　両者ともに最密構造で，充填率は全く一緒。

四

〔解答〕

10 ④　11 ⑦　12 ①

〔出題者が求めたポイント〕

熱化学方程式・ヘスの法則

正負の符号に注意。計算がミスしやすいところ以外は，難しいポイントはない。

〔解答のプロセス〕

問1

$2C(黒鉛) + 2O_2(気) = 2CO_2(気) + 394 \times 2\,kJ$

$2H_2(気) + O_2(気) = 2H_2O(液) + 286 \times 2\,kJ$

$+) \underline{\ -C_2H_4(気) - 3O_2(気) = -2CO_2(気) - 2H_2O(液) - 1411\,kJ}$

$2C(黒鉛) + 2H_2(気) = C_2H_4(気) - 51\,kJ$

問2

$3C(黒鉛) + 3O_2(気) = 3CO_2(気) + 394 \times 3\,kJ$

$4H_2(気) + 2O_2(気) = 4H_2O(液) + 286 \times 4\,kJ$

$+) \underline{\ -3C(黒鉛) - 4H_2(気) = -C_3H_8(気) - 105\,kJ}$

$C_3H_8(気) + 5O_2(気) = 3CO_2(気) + 4H_2O(液) + 2221\,kJ$

問3

$$-CH_3OH(気) - \frac{3}{2}O_2(気) = -CO_2(気) - 2H_2O(液) - 726kJ$$

$$C(黒鉛) + O_2(気) = CO_2(気) + 394kJ$$

$$+ \underline{)\; 2H_2(気) + O_2(気) = 2H_2O(液) + 286 \times 2kJ}$$

$$C(黒鉛) + 2H_2(気) + \frac{1}{2}O_2(気)$$

$$= CH_3OH(気) + 240kJ$$

五

〔解答〕

13 ⑤　14 ⑦　15 ③と④

〔出題者が求めたポイント〕

アンモニアソーダ法，炭酸ナトリウム

〔解答のプロセス〕

図を埋めると，以下のようになる。

H から I を作るときに B が放出され，これが H の原料にもなっていることに気付くと早い。

問3　1　水溶液から作られるのは，10 水和物
　　　2　10 水和物は風解性をもつ。
　　　3　強酸を加えると弱酸の遊離により CO_2 を発生させる。正しい。
　　　4　NaOH を空気中に放置すると，潮解性によりドロドロの溶液になった後 CO_2 と反応して炭酸ナトリウムを生成する。
　　　5　誤り。

六

〔解答〕

16 ③　17 ②と⑤　18 ⑧

〔出題者が求めたポイント〕

油脂

硬化油，乾性油についての知識がないと解けない。分からないときは，この大問よりは他の問題に時間を使った方がよい。

〔解答のプロセス〕

問1　選択肢のうち，ステアリン酸が飽和脂肪酸，オレイン酸が不飽和脂肪酸である。液体の植物油に Ni 触媒などで水素を付加したものが硬化油であり，水素付加なのでこれは還元である。

問2　二重結合を多く含む油脂を乾性油という。二重結合が酸化されることで，固体へと変化する性質をもつ。
　　　1　ヨウ素価は，油脂のもつ二重結合の数の指標である。正しい。
　　　2　アマニ油は乾性油，大豆油は半乾性油で，どちらも空気中の酸素と反応して固化する。誤り。

3　正しい。
4　空気中の酸素と反応して固化する性質を用いて，塗料に用いられている。正しい。
5　誤り。

問3　けん化価 300 の油脂 1kg と反応する KOH は 300g なので，これを NaOH に換算すればよい。

$$300 \times \frac{40}{56} = 214.7 \cdots [g]$$

七

〔解答〕

19 ②と⑦　20 ⑤　21 ④

〔出題者が求めたポイント〕

糖

計算も平易。ここまで確実に取りに行く。

〔解答のプロセス〕

問1　デンプンは α-グルコースの多糖，ショ糖はグルコースとフルクトースからなる二糖である。

問2　ア，イでは糖の還元性を調べているので，銀鏡反応かフェーリング反応を選べばよい。

問3　発酵によりエタノールの生成する反応は

$$C_6H_{12}O_6 \longrightarrow 2C_2H_5OH + 2CO_2$$
分子量 180　　　　分子量 46×2

以上から，

$$\frac{300}{180} \times (46 \times 2) = 153.33 \cdots$$

星薬科大学　薬学部(推薦)入試問題と解答

令和5年5月25日　初版第1刷発行

編　集　　みすず学苑中央教育研究所

発行所　　株式会社ミスズ　　　　　　　　　定価　本体3,100円＋税

　　　　　〒167－0053

　　　　　東京都杉並区西荻南2丁目17番8号

　　　　　　　　　　ミスズビル1階

　　　　　電　話　03(5941) 2924 (代)

印刷所　　タカセ株式会社

　　　本書の一部又は全部の複製、転写、コピーは著作権に触れるので禁止する。

ISBN978-4-86492-969-1